Entre a lucidez e a esperança

ANA MICHELLE SOARES

Entre a lucidez e a esperança

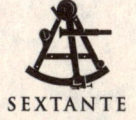

SEXTANTE

Copyright © 2023 por Ana Michelle Soares

Todos os direitos reservados. Nenhuma parte deste livro pode ser utilizada ou reproduzida sob quaisquer meios existentes sem autorização por escrito dos editores.

Trecho da p. 100: versos do poema "Já me matei há muito tempo..." gentilmente autorizados pelas herdeiras de Paulo Leminski.

preparo de originais: Sibelle Pedral
revisão: Alice Dias e Hermínia Totti
diagramação: Ana Paula Daudt Brandão
capa: Natali Nabekura
imagens de capa: Adobe Stock
impressão e acabamento: Cromosete Gráfica e Editora Ltda.

CIP-BRASIL. CATALOGAÇÃO NA PUBLICAÇÃO
SINDICATO NACIONAL DOS EDITORES DE LIVROS, RJ

S652e

    Soares, Ana Michelle, 1982-2023.
        Entre a lucidez e a esperança / Ana Michelle Soares. - 1. ed. - Rio de Janeiro : Sextante, 2023.
        176 p. ; 21 cm.

        ISBN 978-65-5564-585-9

        1. Soares, Ana Michelle, 1982-2023. 2. Mamas - Câncer - Pacientes - Biografia. I. Título.

23-82826   CDD: 926.1699449
                CDU: 929:616.19-006

Gabriela Faray Ferreira Lopes - Bibliotecária - CRB-7/6643

Todos os direitos reservados, no Brasil, por
GMT Editores Ltda.
Rua Voluntários da Pátria, 45 – Gr. 1.404 – Botafogo
22270-000 – Rio de Janeiro – RJ
Tel.: (21) 2538-4100 – Fax: (21) 2286-9244
E-mail: atendimento@sextante.com.br
www.sextante.com.br

*Dedico este livro àqueles que seguram
o copo descartável do paciente quando ele
já não é capaz desse gesto tão simples.*

Sumário

Prefácio, por Alvenir Soares 9

Simples assim 15
Introdução 17
Livros que marcaram a minha vida 23
Bucket lists *da AnaMi* 26
Hora extra 38
Acorda, Alice 43
Mergulho 48
Me poupe 49
"Você vai vencer essa doença" 57
O nome do Santo 58
Tinder paliativo 66
"Tem que ter bons pensamentos" 73
Entre a lucidez e a esperança 75
O (des)confortável som do silêncio 79
"Abre a janela" 92
Motivação analgésica 94
Pra ser sincera 103
Rito de passagem 106
"É só fazer essa dieta aqui" 108
Para entender o amor 112
Esvaziando a bagagem 113
Advérbio 116

Queda livre 117
Só um minutinho... 126
Sonho lúcido 127
Sobre a vida 130
Café com Viktor Frankl 133
O milagre das bucket lists 136
E como posso ajudar, afinal? 141
Espaços sagrados 154
Breves dicas de etiqueta para visitas 157
A parte que cabe aos jornalistas 160
Final 161
Agradecimentos 164

Posfácio, por Sibelle Pedral 168

Prefácio

AS MÃES SABEM. Eu soube.

Minha filha sempre foi uma paciente bem informada sobre seu diagnóstico e tratamento. Mas, no final, eu diria que ela sabia 80%. Quem sabia 100% do que estava acontecendo com ela era eu. Meu marido, Samuel, e nossos outros filhos, Gil e Cristiane, alimentavam um otimismo cauteloso. Eu negociava com a esperança. Mas sabia.

Então houve um dia em que eu soube mais do que nos outros dias.

Não sei explicar como: apenas soube. Naquele dia havia uma coisa muito aflorada em mim, algo que tinha a ver com as minhas raízes católicas e com uma crença inabalável em Nossa Senhora.

Foi mais ou menos um mês antes de Ana Michelle partir.

Nós duas estávamos sozinhas no quarto do hospital. Ela se sentia bem, e perguntei se eu podia dar uma saída.

– Claro, mãe. Vai pegar um cambalacho?

Cambalacho era nossa senha para tráfico de alimentos não permitidos no hospital.

– Não, vou fazer outra coisa. Já volto.

E saí, deixando minha filha um pouco curiosa e confusa. Afinal, eu contava nos dedos das mãos o número de vezes que tinha saído de perto dela desde setembro, quando havia piorado a ponto de ser internada.

Eu sabia onde ficava a capela do hospital, mas nunca tinha ido lá. Fui pela primeira vez. E sabia exatamente o que fazer. Havia uma estátua de Nossa Senhora, bonita, simples. Eu me pus diante dela e ficamos olhando uma para a outra, não sei por quanto tempo. Eu precisava de coragem para fazer o que tinha decidido, e esperei a coragem vir, tomar conta de mim.

Então chorei. Em pé, escorreguei as mãos pelo meu ventre, pelos seios, e as estendi em direção à santa, com as palmas voltadas para cima.

– Nossa Senhora, estou tirando a minha filha de mim e te entregando. Não deixe que aconteça com ela o que aconteceu com o seu filho. Ele sofreu muito, e eu não sou capaz de suportar esse sofrimento. A partir de agora, a Michelle é sua, não me pertence mais. Pode levá-la quando quiser. Eu vou chorar, mas não vou reclamar nem gritar, porque ela foi minha por 40 anos. Só não deixe que ela sofra. Ela já teve sua cota.

E foi assim que Nossa Senhora e eu nos entendemos.

Fiquei um tempo ali, até me acalmar. Eu tinha feito uma coisa muito grande, impensável para qualquer mãe. Mas senti algum alívio. Parecia até que doía menos. Um pouco menos.

Quando voltei ao quarto, Michelle estava sentada no meio da cama.

– Cadê o tráfico? – Ela pelo visto não tinha acreditado em mim.

– Fui fazer outra coisa. – Comecei a contar: – Fui encontrar com Nossa Senhora. A partir de hoje você não me pertence mais. Pertence a ela. Acabei de tirar você de dentro de mim e te entreguei para Nossa Senhora.

Nenhuma palavra pode descrever a intensidade daquele momento. Nem tenho essa pretensão, por isso apenas conto como aconteceu. Michelle ficou me olhando, assustada.

– Se é assim, que assim seja – foi tudo o que disse.

E assim foi. Nas horas que antecederam sua partida, minha filha não teve dor. Não sofreu. Ficou rodeada das pessoas que mais amava.

No momento do último suspiro, estavam ao seu redor nós, sua família, e as amigas Pâmela e Ionara. Mais ninguém. Na minha inocência ou na minha ignorância, não sei qual das duas, acredito que Nossa Senhora me atendeu, porque foi tudo perfeito na passagem dela.

Nosso último dia foi de delicada intimidade. Como sempre, dividimos a mesma bandeja do café da manhã, embora eu tivesse a minha. Era o nosso costume, cultivado em tantas internações naqueles anos todos de convívio com o câncer. Depois, fiquei no celular enquanto ela batucava no computador. Estava trabalhando neste livro: tinha recebido a versão diagramada e se sentia aliviada. Ao meio-dia fechou o computador, feliz. "Missão cumprida! Livro encerrado", disse.

Perguntei se ela estava com fome. Estava, mas rejeitou o almoço habitual e me pediu que buscasse um filé à milanesa no restaurante bacana do hospital. Disse que merecia uma refeição especial. Comeu tudo o que eu tinha trazido e se sentiu cheia o resto do dia. À tarde uma amiga veio visitá-la e conversaram até o começo da noite.

Quando a amiga foi embora, Michelle sentiu um mal-estar que não conseguia explicar. Apenas queria dormir.

No começo da madrugada percebi algo diferente em sua respiração. Levantei e toquei nela: estava febril, os batimentos cardíacos disparados, a pressão baixa.

Tudo ficou frenético. Enfermeiros vieram com maca. UTI, me disseram. Arrumei nossas coisas e desci ao andar da UTI, onde poderíamos ficar com ela num quarto privado com todos os equipamentos de terapia intensiva. O coração quase voava no peito dela, chegando a 142 batimentos por minuto. Chamei Samuel:

não queria ficar assistindo àquilo tudo sozinha. Quando me viu, Michelle abriu os olhos.

– Mãe, meu coração está estranho. Mas é assim mesmo que acontece.

Naquele momento, nossos conhecimentos se inverteram. Ela sabia 100%. Eu sabia 80%. Michelle estava morrendo e sabia. Eu não sabia – até o médico me chamar e sugerir, gentilmente, que eu reunisse a família, porque ela estava partindo.

Minha filha ainda viveria algumas horas, alternando momentos de lucidez e sonolência – jamais incoerência. Reclamou quando a irmã a abraçou chorando:

– Eu estou viva!

Nossa última conversa foi breve. Perguntei se queria que eu fizesse mais alguma coisa por ela, para ela. Se tinha algo mais a me dizer. Michelle não era de fugir de conversas difíceis, e já tivéramos muitas até aquele momento. Mas a verdade daquele instante era muito simples.

– Mãe, a senhora fez tudo por mim. E eu já te falei tudo.

– Pois eu quero que você saiba que será muito abençoada por Nossa Senhora – falei.

A dor de perder um filho é indescritível. Uma violação inconcebível das leis da natureza. Carreguei esse fardo com minha fé e com uma coragem que não sabia que tinha e que deve ter vindo dela, da filha que partiu. Cuidei de Michelle enquanto precisou, com zelo e amor, e faria tudo outra vez se necessário.

Ainda me pergunto como se vive depois de uma dor como essa. A resposta vem um pouquinho a cada dia. Apenas vou vivendo, do jeito que dá. As amigas dela vêm me visitar e rimos das bobagens do passado. As fotos me ajudam na pior hora da saudade. E este livro, que vem se juntar a *Enquanto eu respirar* e *Vida inteira*, me traz o conforto de saber que ela ainda conseguirá ajudar muita gente. Mesmo que fisicamente não esteja mais aqui.

Se eu puder deixar uma única mensagem aos leitores de Ana Michelle, é esta: visite quem você ama. Não deixe passar oportunidades de estar com pessoas queridas. Elas podem não estar aqui amanhã. Minha filha me ensinou isso.

Alvenir Soares,
mãe e cuidadora de Ana Michelle

DESDE CRIANÇA EU ESCREVO, mas sempre tive dificuldade com poesia. Lia todos os famosos, mas José Saramago, o Nobel de Literatura português, famoso pelos períodos intermináveis, me parecia mais compreensível. Bom, muitos anos depois confessei a uma médica poeta que achava bonito ler poesia, mas não entendia direito. Ela disse: "Não se trata de entender, mas de sentir."

Sentindo, escrevi minha primeira poesia, que inspirou a criação da capa deste livro.

Simples assim

A folha lá no alto da árvore
Não passa os dias a pensar em quanto tempo lhe resta
Ou como ser a maior e melhor.
Enfrenta ervas daninhas
Se oferece como alimento
Como sombra e ar fresco.
Realiza seu trabalho
Transmuta gás carbônico para nos oferecer o sopro da vida.
Enquanto contempla a paisagem
Ela vive.

Às vezes venta e ela dança junto
Nota que em algumas fases tudo fica mais colorido
Em outras, a escuridão toma conta
Não negocia, não barganha, não recorre aos céus.

Ao fim de seu ciclo, se joga sem medo rumo ao desconhecido.
Pousa na terra. Retorna ao útero.
Transcende.

Introdução

> *Livros são a ponte*
> *Eu só sou a que caminha*
> *Espero te encontrar entre uma palavra e outra...*

TÔ VIVENDO, tô escrevendo.

É a terceira vez que me sento diante de páginas em branco sedenta por transbordar palavras. Mas tem algo diferente. Já não sinto mais o peso de quem tem pressa.

Nos meus dois primeiros livros, *Enquanto eu respirar* (2019) e *Vida inteira* (2021), ambos publicados pela Editora Sextante, passei por esse mesmo momento. O de escrever histórias que precisavam nascer, enquanto vivia a premência de não saber se elas seriam concluídas, ou se seriam as últimas que eu escreveria.

Revendo minhas narrativas anteriores, notei que, de alguma forma, estou sempre me despedindo dos meus leitores. E isso me proporcionou um belo mergulho na compreensão de por que sentia essa necessidade. Por cortesia? Bons modos? Tristeza? Saudades? Medo? Falei tanto sobre vida e morte, sobre viver o presente, sobre legado, que achei que não seria correto sair à francesa e deixar o leitor sem saber o tal do final da história, ainda que me pareça impossível narrar meu próprio final. Talvez fosse vontade de controlar o enredo. Já que não sei quando vai ser o final, me despeço logo, porque assim morro com elegância literária.

Tem algo diferente em mim desta vez.

Leio filósofos que viveram há milhares de anos e, mesmo tendo morrido, eles existem em mim no momento em que saboreio cada palavra. Não ficavam se despedindo, só compartilhavam sua sabedoria. *Imortalidade deve ser isso*, pensei.

Já não me importa se este é o último livro.

Talvez porque as coisas andem graves por aqui. Ando sentindo uma inquietação que só é saciada quando estou diante da tela do computador. Vivendo essa minha finitude crônica, não mais me permito sufocos. Então a gente já combina aqui: nesta história a menina não morre no final. Ela vive: nas palavras. E isso basta.

Se você está chegando pela primeira vez à minha história, aqui vai um resumo: convivo há mais de uma década com o câncer de mama, descoberto em 2011, quando eu tinha apenas 28 anos. Provavelmente não estaria aqui para contar essa história se tivesse recebido o diagnóstico uma década antes. A verdade é que me beneficio diariamente da evolução da ciência. O meu subtipo de tumor primário, por exemplo, hoje pode ser tratado com uma série de terapias focadas exclusivamente no gene que "deu errado", reduzindo de modo considerável os efeitos colaterais e aumentando a qualidade de vida. Vejo histórias antigas e lamento por essas drogas terem chegado tarde demais para tanta gente. Ao mesmo tempo, olho para o futuro e penso que chegará um momento em que vão dizer: "Não acredito que essa menina morreu por causa desse tipo de câncer que hoje é tão tratável." Nas rodas de pacientes temos um combinado quase inocente de "evitar morrer" para ganhar tempo e usufruir tudo o que a ciência vem pesquisando.

Ainda é difícil falar em uma cura absoluta e garantida para vários tipos de câncer quando eles evoluem para o estágio avançado ou metastático (quando as células do tumor inicial invadem outros órgãos). Por isso, tanto a OMS (Organização Mundial da Saúde) quanto milhares de instituições ao redor do mundo têm focado suas campanhas na prevenção e no diagnóstico precoce. Me parece um bom caminho, afinal se torna um pouco mais fácil falar em cura quando a doença é diagnosticada em um estágio inicial.

Ocorre que existem muitos desafios para esse acesso, além da falta de políticas educacionais que informem e alertem para o fato de que o câncer é uma questão urgente e que impacta a vida de todos. Qualidade de vida deveria ser matéria obrigatória no colégio. Nunca soube onde aplicar meu conhecimento sobre a hipotenusa, mas teria sido útil saber que, mesmo jovem, eu deveria examinar minhas mamas. No entanto, não quero me prender à utopia de um mundo que ainda não existe. A vocação jornalística (sim, sou jornalista por formação) mantém meus pés no chão e tento observar os fatos por outros ângulos. Não para apontar soluções, mas para convidar o leitor a fazer parte do debate, tornando-se ele próprio uma fonte de informações corretas.

A Agência Internacional de Pesquisa em Câncer (Iarc, na sigla em inglês) divulgou que, em 2020, a doença foi responsável por quase 10 milhões de mortes em todo o mundo, e a estimativa é que até 2040 o número de novos casos aumente para 30 milhões. No Brasil, segundo o Sistema de Informação sobre Mortalidade (SIM), ligado ao Ministério da Saúde, a doença causou mais de 227 mil mortes em 2020. Segundo a ONU, as taxas mais elevadas estão nos países em desenvolvimento, e os dados alarmantes são reflexo não somente da falta de informação, mas da falta de equidade no acesso ao diagnóstico e ao tratamento. Barreiras que anualmente ceifam a vida de milhões de pessoas em todo o mundo.

Pode ser que esses números não te assustem, mas acredite no que você vai ler agora: considerando que viva mais de 50 anos, dificilmente passará por esta existência sem que o câncer bata na sua porta, seja por experiência própria, seja impactado pelo diagnóstico de alguém que você ama. Meus livros anteriores me conectaram com milhares de histórias de pacientes, familiares, amigos, cuidadores, profissionais da área da saúde. Cada um compartilhava sua dor, sua angústia, sua história e até mesmo a alegria de, finalmente, se ver representado ou inspirado por alguém que convive com a doença de uma forma mais "leve" há tanto tempo. Mas notei que poucas pessoas têm noção do que o câncer significa. Isso quando ousam pronunciar a palavra; muitas mensagens ainda vêm recheadas de eufemismos para amenizar o fato de que estamos falando sobre CÂNCER. Também encontro muita gente que trata essa doença como se houvesse um diagnóstico único com tratamento óbvio e desfecho universal. O erro já começa aí.

O câncer compreende um conjunto de mais de cem doenças diferentes, com fatores de risco, manifestações clínicas e tratamentos distintos. É o resultado de mutações genéticas, nas quais as células cancerígenas se dividem rapidamente com potencial de invadir vários órgãos. É o tal do "cada caso é um caso". E, por isso, ainda é tão difícil imaginar um remédio único que cure todos os tipos de tumores. Tratamento, então, existem inúmeros. E, principalmente, o câncer está em uma pessoa que possui valores, sentimentos, identidade e biologia absolutamente únicos no planeta. Isso cria uma teia de possibilidades, jornadas e desfechos diferentes. Impossível colocar tudo num pacote do "esse probleminha" e ignorar questões que podem ajudar ou atrapalhar quem recebe essa notícia tão difícil.

Estamos fartos de frases prontas.

A sociedade criou um dicionário de falta de empatia. Diante do que não conhecem, as pessoas apenas nos oferecem as palavras de quem não tem nada a dizer: vai passar, daqui a pouco está curada, cabelo é o de menos, câncer é assim mesmo, já deu certo, você precisa ter mais fé. No fundo, a dificuldade mesmo é lidar com a vulnerabilidade. E isso diz muito sobre quão apáticos estamos ficando diante do sofrimento humano.

Nos capítulos a seguir compartilho com você um pouco do que tenho aprendido como paciente e voluntária cuidadora ao longo desses anos. Conheço profundamente muitos corações de quem convive com o câncer e durante um bom tempo lidei quase todo dia com profissionais da área da saúde, familiares e amigos de pacientes. Essa experiência me oferece uma oportunidade de entrar na mente de um paciente e saber o que ajuda, o que atrapalha e por que nem sempre o silêncio é sinônimo de sofrimento.

Dedico também um trecho aos profissionais da comunicação, que muitas vezes utilizam seu poder de influência de uma maneira insensível, sem considerar que por trás da postagem sobre quem "perdeu a batalha para o câncer", que gera engajamento, existem uma família e uma biografia que merecem ser respeitadas.

Este não é um manual do câncer e nem tenho a pretensão de oferecer informações científicas sobre a doença. Deixo essa parte para os acadêmicos e cientistas. Mas talvez eu possa ajudar caso você seja marido, irmã, amigo, pai ou mãe de uma pessoa com câncer e conviva diariamente com a impotência de não saber como agir. Existem caminhos maravilhosos, e me arrisco a dizer que você pode ser parte do que tornará esse desafio uma cura para sua vida e para a vida daqueles que você ama. Conceitos como escuta ativa e comunicação não violenta são centrais para as dicas que quero compartilhar. E, claro, mantenho meu compromisso de falar diretamente com quem vive na pele essa realidade. Nos meus livros anteriores, pude contar até que ponto, hoje, enxergo a cura como muito mais do que ausência de doença, e isso abriu vários portais de consciência para quem era paciente ou não. Sigo na empreitada de mostrar que existe um espaço inviolável dentro de nós, onde câncer nenhum alcança. Que tal mergulhar na sua própria sacralidade e aprender a sentir a vida de modo mais inteiro?

Também já peço perdão por algumas piadas infames ao longo do texto. Sei que as pessoas acham que o universo oncológico é um buraco fundo e sem cor, mas a verdade é que, driblada a dor, a gente faz muita piada da nossa condição e mortalidade. Se te impactar de alguma forma, olhe para si mesmo. A vida não precisa ser tão carrancuda. Pode rir dos nossos perrengues, eles fazem parte e essa jornada da vida fica menos difícil se somos capazes de ver graça nas nossas "desgraças".

Jamais deixarei de alinhavar minha narrativa com as questões existenciais que tanto me inquietam. Vida, morte, sentido, transcendência. Então, mais uma vez, abro meu coração e meu diário para contar as histórias que vi, ouvi e vivi e me trouxeram a esse espaço que chamo de paz. Espero te encontrar entre uma palavra e outra e que, de alguma forma, esta escrita ajude você a viver melhor, com ou sem câncer.

Bem-vindo ao meu infinito.

Imortalidade deve ser isso...

Livros que marcaram a minha vida

A alma imoral, de Nilton Bonder
Eu, Christiane F., 13 anos, drogada, prostituída, de Kai Hermann e Horst Rieck
O apanhador no campo de centeio, de J. D. Salinger
O lobo da estepe, de Hermann Hesse
O segredo de Joe Gould, de Joseph Mitchell
Crônica de uma morte anunciada, de Gabriel García Márquez
Budapeste, de Chico Buarque
Ensaio sobre a cegueira, de José Saramago
O Caibalion, de Os Três Iniciados
A morte é um dia que vale a pena viver, de Ana Claudia Quintana Arantes

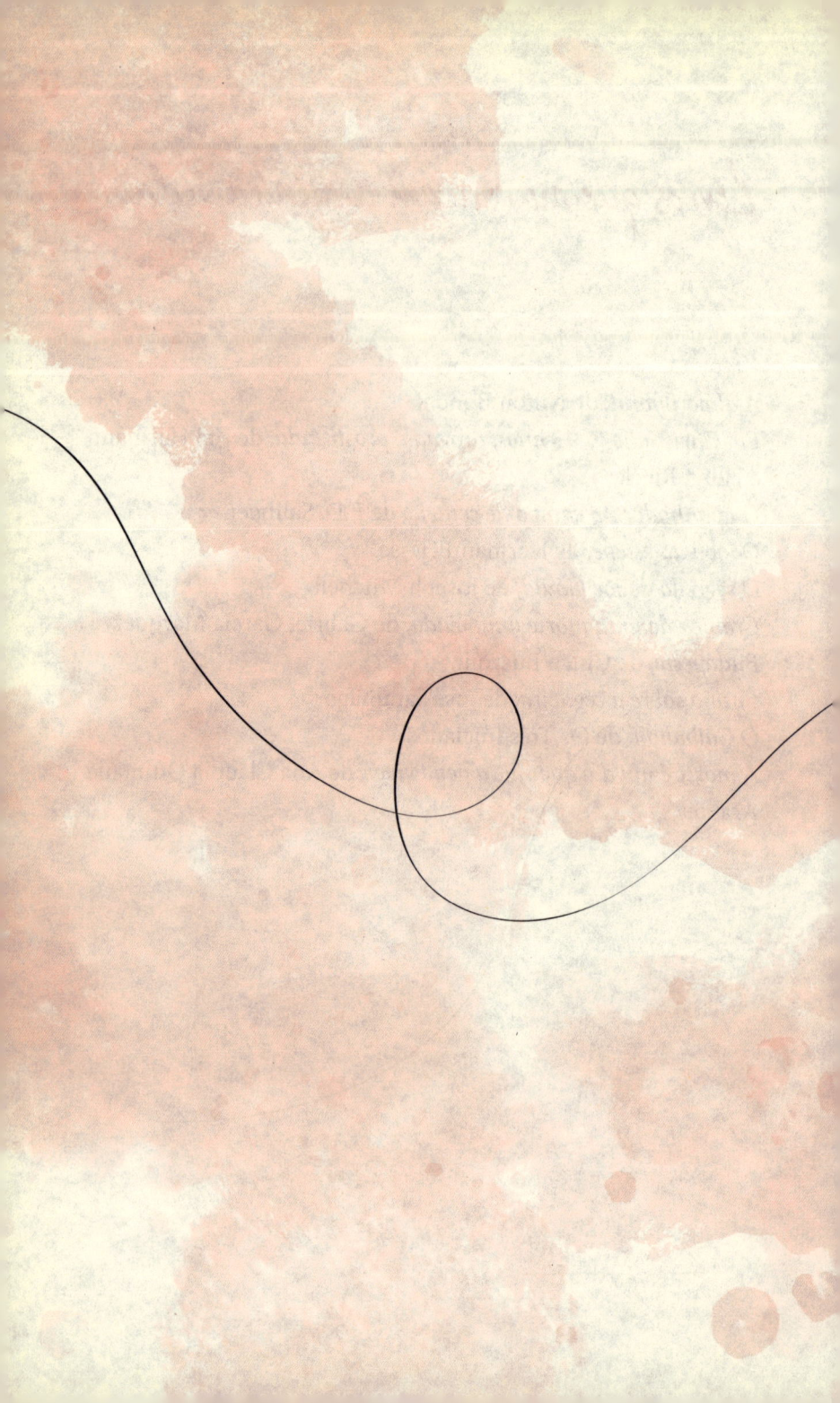

*Ser honestamente vulnerável
me salva um pouco a cada dia.*

Bucket lists da AnaMi

TEM UM FILME que eu amo, *A culpa é das estrelas*, baseado em um livro homônimo, sobre dois adolescentes que se conhecem em um grupo de apoio para pessoas com câncer. Uma parte de que eu gosto especialmente é quando um dos protagonistas organiza seu próprio funeral fake, pois estava curioso para ouvir o que os colegas diriam sobre ele no que chamam de "elogio fúnebre". Esse é um ritual muito comum nos Estados Unidos em que alguém sobe ao púlpito (ao menos nos filmes é assim) para homenagear o morto. Eu me emociono, ao mesmo tempo que reflito sobre como todo mundo vira santo depois que morre. E como convivo com muitas mortes, sempre fico observando os elogios póstumos nas redes sociais. Talvez a pessoa que postou nunca tenha ligado nem para saber se a outra estava bem, mas aí ela morreu, então lá vem textão cheio de elogios saudosos. É quase uma satisfação à sociedade. No caso do filme, acho mesmo que o personagem queria saber se era amado, se sua vida curta tinha valido a pena. Assista.

Você iria querer saber o que diriam ou, no nosso *modus operandi* atual, o que postariam sobre você?

Bem, se eu não ligo muito para a opinião alheia enquanto estou viva, imagina morta e sem wi-fi. Mas sobre o pré-morte eu tinha curiosidade, e vivi uma experiência estranha, dolorosa e bonita no final.

***

Tudo começou com a Renata, a amiga da qual cuidei e a quem dedico meu primeiro livro, *Enquanto eu respirar*. As pessoas pareciam fingir que nada estava acontecendo com ela. Diziam: "Vou te visitar em casa." Mas Renata estava em seus últimos dias. Comecei a incentivar amigos, familiares e quem mais tivesse convivido com ela a escrever *imediatamente* o que ela representou. Também me inspirei no filme *The Bucket List*, que em português se chama *Antes de partir*, em que dois amigos com câncer fazem uma lista dos desejos que gostariam de realizar antes de morrer e viajam pelo mundo para ticar todas as pendências. Pois bem, fiz a lista da Rê e as coisas começaram a se movimentar. Visita das amigas, pratos preferidos, conversas verdadeiras sobre o que estava acontecendo, um movimento lindo de amor.

A Rê morreu e eu lamentei muito não ter tido essa ideia antes. Fiquei com isso na cabeça.

Em 2022 descobri uma progressão da minha doença no cérebro.

Ficou urgente.

Dessa vez não teria como fugir da temida radioterapia de crânio total. O procedimento consiste em fracionar a dose da radiação e irradiar todo o cérebro com a meta de combater as lesões existentes e prevenir futuras. Como tudo na vida, isso tem um preço, podendo gerar edema e declínio cognitivo ao longo do tempo.

Radioterapia na cabeça é sempre uma decisão difícil, mas, no meu caso, não havia escolha, já que a principal estrutura afetada eram as meninges, um conjunto de três membranas que envolvem e protegem o encéfalo e a medula espinhal. Essa disseminação da doença causou alguns sintomas neuropáticos, inicialmente nas minhas pernas, que perderam força. Em alguém que já vinha perdendo massa muscular por causa do uso prolongado de corticoides, o resultado foi dor, que era controlável, e... começar a cair nos lugares.

Cair mesmo.

A primeira vez eu estava em uma loja de tintas. Veio do nada. Me agachei para olhar a prateleira inferior e paf, caí de bunda no chão, sem forças para me levantar. Olhei para os lados e não havia ninguém. Fui escalando as prateleiras, com medo de derrubar tudo, mas consegui. Que susto!

Nos dois dias seguintes, as pernas amoleceram nos poucos degraus do hall do meu prédio. Tinha corrimão e consegui me erguer. Mas aquilo estava ficando estranho, e eu já não podia mais fingir que não era comigo. No dia seguinte fui a uma loja comprar os produtos de limpeza para a casa que construí no interior e que batizei de Casa Lavanda, um item de uma *bucket list* antiga que consegui realizar. Na hora de colocar as compras no carro, desabei com balde, vassoura, detergente e tudo o mais. Fui cercada por desconhecidos, o que me deu ainda mais agonia. Estava de peruca, então deduziram que era problema de pressão e todo mundo tem uma receita mirabolante para melhorar a pressão. Eu estava mesmo era perdendo o fôlego com a aglomeração ao meu redor.

– Eu faço quimioterapia – expliquei. – Está tudo bem, só falhou a perna. Obrigada. Me ajudem a levantar que em casa eu tomo meu remédio.

Falou em quimioterapia a conversa muda rapidinho. Todos solidários contando de seus parentes adoecidos, enquanto colocavam as compras no carro para mim.

Era grave.

Parti para a rádio, dez sessões. Todo dia. Chega ao hospital, coloca uma máscara apertada e reza para a máquina atingir os lugares certos. Já estava até lidando bem com o fato de que seria uma senhorinha aos 45, mas aí veio a bomba. A doença havia se disseminado para a medula espinhal, ou seja, o comprometimento era maior do que os médicos esperavam, e fui submetida a mais cinco sessões de radioterapia nessa região sensível da coluna antes mesmo de conseguir superar os efeitos da terapia anterior.

– Prioridade zero – diziam os médicos.

Aí começa o que eu chamo de fase mais difícil da minha vida. Era dor neuropática, fraqueza generalizada, vontade de absolutamente nada. Uma noite chorei de dor. Minha perna direita tremia como se estivesse levando choques e então começava a formigar. Tudo ao mesmo tempo, no meio da madrugada. Minha mãe, já treinada, me chapou de analgésico e consegui dormir. Na manhã seguinte, cheguei ao hospital para a terceira sessão da radioterapia na medula espinhal praticamente me arrastando. Falei com a equipe sobre meu desconforto e disseram que o médico assistente conversaria comigo ao final da sessão. Fiquei até ansiosa. Eis que, quando me tiraram da máquina, dei de cara com o que parecia ser um gnomo sorridente, um figurante do filme *A Fantástica Fábrica de Chocolate*.

– Tive uma noite horrorosa, senti muita dor. Preciso de uma prescrição correta para lidar com isso.

Ele abriu um sorriso, como se o coração transbordasse de alegria.

– Faz parte. Pode sentir um pouco de dor mesmo. Mas não acredito que seja da radioterapia.

– Você não entendeu. Estou falando de muita dor, que não tinha antes da rádio.

Ele continuava sorrindo. Falava balançando a cabecinha como se estivesse me convidando para um passeio no lindo balão azul. Fui me irritando.

– Tem outro médico que possa me atender?

– Não se preocupe, sexta o médico que acompanha seu caso está de volta, só faltam mais duas sessões.

– Até sexta já morri de dor, meu amigo!

Nada, nada mesmo abalava o sorriso dele. Saí da sala furiosa, sem amparo, sem prescrição, sem forças e com lágrimas escorrendo.

A culpa deve ser desse papo de humanização da medicina, pensei. Alguma mensagem está chegando atravessada. Sabe aquela aula em que o professor diz que energias positivas podem acalmar o paciente? Acho que precisam dizer aos jovens médicos para dar uma segurada nas *good vibes*. Porque aquela criatura não estava me ouvindo, ou fingia não ouvir por não saber o que fazer. Sorriso acolhe, sim. Mas excesso de sorriso é quase uma declaração de "não me importo".

Recorri à médica paliativista, tomei as medicações corretas e consegui concluir as demais sessões de rádio.

– Acho engraçado que eles sempre dizem que radioterapia é indolor. Já vi cada coisa, cada sequela... – desabafou a médica, relatando vários casos similares ao meu.

Mesmo sentindo dor e com essa agenda diária em hospital, eu tentava me manter ocupada com as atividades da Casa Paliativa, um espaço dedicado a pacientes e familiares que podem se beneficiar dos cuidados paliativos. Um sonho realizado, fruto da minha vontade e da Dra. Ana Claudia Quintana Arantes, médica paliativista e autora de um dos livros que marcaram minha vida, *A morte é um dia que vale a pena viver*. A Casa foi criada em plena pandemia, e possibilitou encontros, escuta, partilhas e uma nova vida para os participantes. Oferecemos aulas abertas e on-line para qualquer pessoa com doença grave e seus familiares que se interessem pelo tema. No espaço físico, em São Paulo, conseguimos acolher essas pessoas e ao mesmo tempo conscientizá-las da importância dos cuidados paliativos para se viver melhor o tempo que se tem.

A Casa Paliativa demanda demais, então cancelei outros compromissos: campanhas, aulas, palestras. Não tinha a menor condição de transmitir nada de útil ou positivo enquanto vivia meu inferno particular. Não é que eu estivesse cansada da vida. Estava cansada do câncer. De uma maneira profunda e honesta.

– E daí? Cansei, mas isso não muda nada. Ele continua em mim. Ou convivo pacificamente ou paraliso – eu dizia para a terapeuta.

– Você precisa saber onde está pisando, está tudo muito bagunçado na sua vida. Recupere sua organização.

Era o que eu precisava ouvir. Minha organização externa quase que coordena o meu interior. Se meu guarda-roupas tá uma zona, pode crer que tem algo muito errado acontecendo.

Então, nessa fase eu me tornei uma organizadora de demandas: planilhas, atividades da Casa Paliativa, documentos pessoais, coisas atrasadas, pagamentos e todas as burocracias imagináveis. No final das contas, foi isso que me trouxe de volta ao eixo. No meu quarto, cada coisa entrou em seu lugar e até me presenteei com um arquivo para guardar os principais documentos dessa década de tratamento. Quando tudo estava em ordem, voltei a me sentir "no controle" e fui entender o que me esperava. Na ocasião, mudei de oncologista, o que foi uma grata surpresa da vida. A nova médica, agilizada, esperta, pesquisadora, tinha resposta para tudo. Estava decidida a me oferecer o melhor caminho que, para ela, incluía uma intervenção cirúrgica no cérebro para a implantação de um reservatório de Ommaya, dispositivo através do qual receberia quimioterapia dentro da medula espinhal. Assustador, mas lá fui eu.

Pensei que sairia da cirurgia parecendo um unicórnio, com um chifrinho na cabeça. Mas que nada. Discreto e indolor.

– Segura que agora eu tenho uma antena 5G instalada na cabeça – brincava com as amigas.

Comecei o tratamento e parecia o mundo perfeito, zero efeitos colaterais. Celebrei. Mas foi cedo demais. Acordei com febre antes da terceira sessão e dei entrada direto no pronto-socorro. Os exames indicaram pneumonia e um hemograma totalmente alterado. Era a primeira vez que eu me internava com um quadro tão grave em todo aquele tempo.

Enquanto tratavam o pulmão, os médicos se dedicavam a entender o que estava errado na produção de sangue. Cheguei a ficar com imunidade inferior a 100 leucócitos (células de defesa), quando o mínimo normal é 4.000, e 11 mil plaquetas, quando o normal começa em 150 mil – números muito baixos. E dá-lhe transfusão de sangue. A cada novo sintoma, uma equipe diferente vinha conversar comigo para explicar:

– Vamos fazer um mielograma e uma biópsia para checar se o câncer acometeu a medula óssea e se é isso que está comprometendo a produção de sangue – dizia a equipe de hematologia.

– Temos que esperar os resultados para entender o que está acontecendo. Enquanto isso, vamos entrar com os antibióticos, cuidar do pulmão e tentar estabilizar os demais sintomas – dizia a oncologista.

Parecia um bom plano. Em poucas horas fiz todas as coletas necessárias para analisar o que estava errado. Além da hipótese de o câncer ter invadido a medula óssea, havia a rara, porém possível, intoxicação com a quimioterapia por meio da minha antena de 5G. Ou o combo de muita radioterapia e todos esses anos de tratamento.

Em Cuidados Paliativos existe um instrumento que chamamos de diretivas antecipadas de vontade, por meio do qual definimos o que queremos e o que não queremos que seja feito conosco quando não mais tivermos lucidez para verbalizar nossos desejos. O meu documento está pronto há muito tempo, e todas as pessoas que importam já foram comunicadas sobre o teor dele.

No entanto, sempre que houver um agravamento no estado de saúde do paciente sob cuidados paliativos exclusivos, é recomendável que se faça uma validação das diretivas existentes. Afinal, pode ser que o paciente tenha mudado de ideia. Que deseje algo que antes havia rejeitado. Melhor perguntar. É o que ensinamos na Casa Paliativa, é o que aprendi nos cursos que fiz.

Pois então, de posse de muitas informações sobre a minha piora, mas não de todas, minha médica paliativista decidiu me perguntar se eu desejava mudar alguma coisa. Mas não só. Ela avisou meus dois melhores amigos e marcou uma reunião com eles no meu quarto do hospital, e ela no Zoom. Pediu que ajudassem nessa hora, que preparassem minha família.

Achei estranha a convocação, até porque sempre fui uma paciente bem decidida, informada; eu conhecia o comportamento da doença em mim e todas as demais equipes do hospital já haviam falado comigo. A única orientação era cuidar da pneumonia e esperar resultados.

Vídeo ligado com a doutora na tela, eu na cama sentadinha com meu precioso roupão de Hogwarts fazendo cara de "ué", amigo, amiga e minha mãe no sofá observando e ouvindo a cena. Minha médica começou:

– AnaMi, acho que chegamos naquele momento de você tomar algumas decisões, delegar tarefas, ver quem vai administrar suas coisas nessa fase.

Eu me preparei para ouvir isso nos últimos sete anos, mas na hora foi impossível não desmoronar.

Eu não queria delegar nada, queria falar sobre o fórum que a Casa Paliativa realizaria dali a alguns dias. Me fiz de forte, mas parte da noite passei chorando.

Nos dias seguintes isso virou uma bola de neve e algumas pessoas realmente começaram a me velar em vida. Sensação horrível.

Então, um dia antes da data prevista, saíram os resultados dos exames. Entra a equipe de hematologia em comboio.

– Não encontramos nenhuma célula de câncer na sua medula óssea. Acreditamos que seja realmente uma intoxicação. Agora é esperar a recuperação. Da nossa parte, da hematologia, você está de alta – explicou a jovem médica da maneira mais didática possível, considerando todos que estavam no quarto.

Na ausência de palavras, apenas agradeci. Olhei para minha mãe e o alívio dela transcendeu o meu.

– Não tem câncer! Só quero ir embora daqui – desabafei, enfim. Recebi de volta abraços emocionados dos amigos presentes.

Em poucas horas o quarto estava vazio. Queria celebrar, mas quando o dia acabou e as luzes se apagaram, chorei compulsivamente, de entupir o nariz. Pensei em tudo aquilo que havia acontecido. Eu estava viva, eu estava lá, poderia ter morrido sem nem realizar minha *bucket list* final, sem ver meus amigos, sem receber homenagens em vida. Lembrei da Rê. Eu tinha conseguido organizar a *bucket list* dela e a nossa história reverberou tanto que foi parar na TV. Ficamos famosinhas. Eu tinha essa experiência, sabia como fazer, podia organizar uma nova agora que eu tinha "ganhado" mais uma sobrevida na minha sobrevida que já dura tantos anos. Cada hora invento uma coisa nova e vou adaptando os desejos à realidade do momento.

Os dias seguintes foram mais tranquilos, sem tanta movimentação de médicos, mal-estar e bolsas de sangue. Aos poucos as plaquetas subiram, a anemia diminuiu e recebi alta para descansar um pouco da intensidade dos dias que vivi. Conversei com minha médica paliativista, que havia convocado a reunião por vídeo, sobre jamais esquecer de comunicar qualquer coisa a mim antes de a qualquer outra pessoa, até mesmo para que eu equilibre o que sei do meu tratamento e o que devo esperar. Serei sempre parte das decisões que cabem à minha vida.

Já de alta, foi bom voltar ao meu quarto, à minha cama, ao meu espaço de silêncio. Mas o episódio seguia me causando desassossego.

– Se tivesse acontecido mesmo, minhas últimas imagens seriam de pessoas que amo fazendo exatamente tudo o que mais me apavora: me reduzindo a doença, dor, sofrimento – contei para a terapeuta.

Uma lembrança que tenho desses dias é de um grande amigo chamado Tom, que me conhece profundamente, perguntando se eu estava com medo. Mesmo um pouco grogue, eu ri. Estava no meio de um surto coletivo em que todos pareciam ter esquecido quem eu era.

– Medo, amigo? Tenho é dó! Sabe que até uma certa curiosidade? Tanto mistério...

Previsão do tempo:
indefinido.

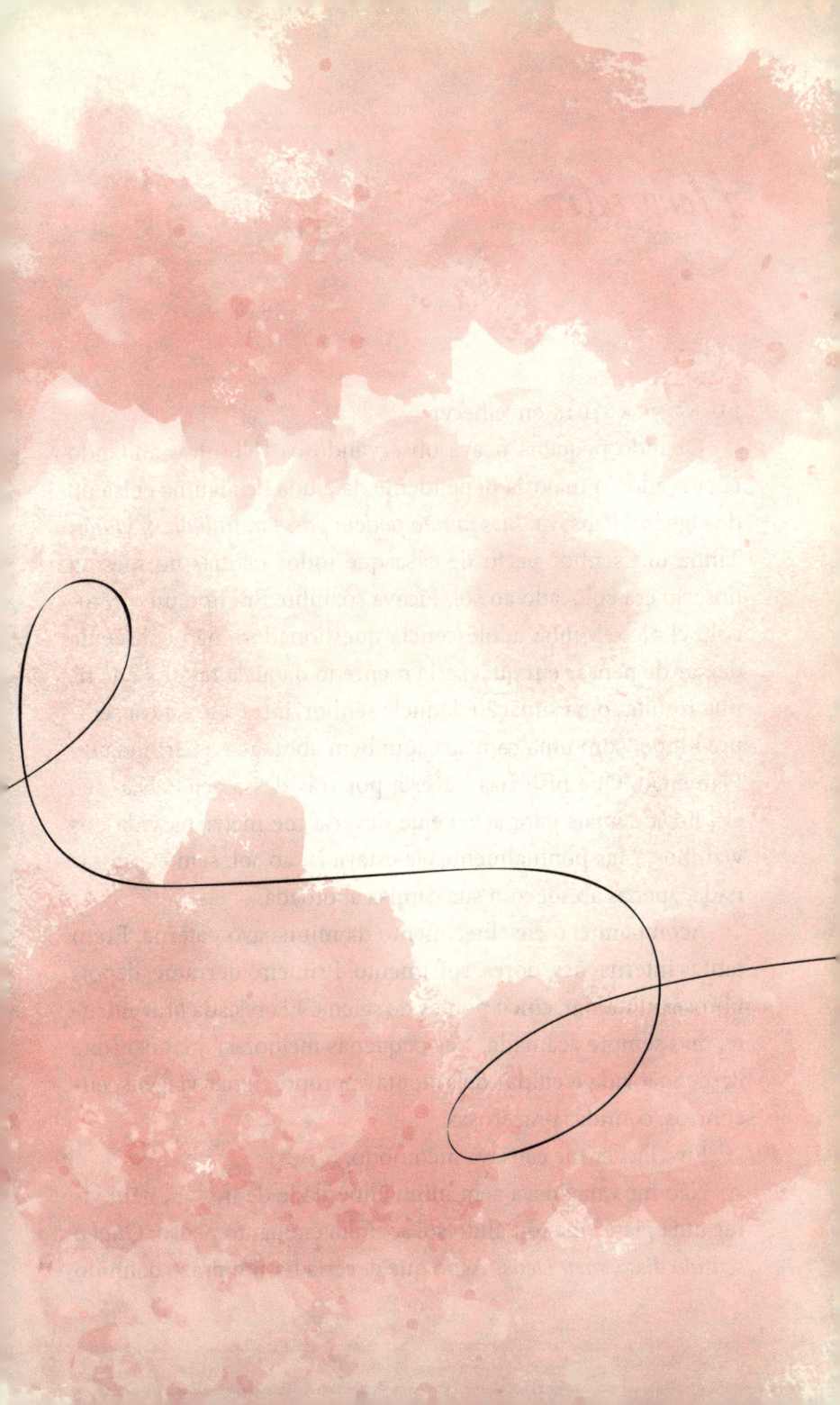

Hora extra

EU NUNCA QUIS envelhecer.
Quando pequena ficava observando os velhinhos andando encurvados, a maioria dependente da ajuda de alguma coisa ou de alguém. Pensava: *Eles já não podem passear, trabalhar, viajar*. Tinha um senhor perto de casa que todos os dias no mesmo horário era colocado ao sol. Ficava sozinho. Era tipo um protocolo clínico. Minha adolescência questionadora não conseguia deixar de pensar em qual seria o enredo daquela família que tinha resultado na situação daquele senhorzinho. Ele estava sempre limpo, com uma camisa cáqui bem abotoada e bermuda do Flamengo. Que histórias haveria por trás dessa cena? Não sei, era nova demais para achar que deveria me meter na vida dos vizinhos. Mas pontualmente ele estava lá, ao sol, sem expressar nada, apenas ao sol com sua camisa abotoada.
Acompanhei o envelhecimento da minha avó paterna. Eram tantas internações, dores, sofrimento. Primeiro derrame, depois fibrose pulmonar, cinco pontes de safena. Ela resistia bravamente, mas sempre acamada. Nas pequenas melhoras, meu pai (que dedicou a vida a cuidar dela) tentava proporcionar viagens, encontros, comidas prazerosas.
Envelhecer me causava incômodo.
Não me imaginava sem minha liberdade de ir e vir, nem virar uma plantinha tomando sol sozinha enquanto penso: *Qual o sentido disso, meu Deus?* Acho que deveria ter um prazo definido

e pronto. Chega na idade determinada de início de sofrimento e acabou. Havia uma série na minha adolescência chamada *Família Dinossauros*, na qual os idosos eram atirados num poço quando completavam 72 anos. Uma questão cultural. Meio grotesco, mas com boas reflexões. No final, a Vovó Zilda ficou viva porque era necessária para a dinâmica familiar.

Cresci com essa sensação de que não queria envelhecer, mas também não fazia nada a respeito. Tem que colocar botox, fazer detox, passar creme que estica, que puxa, não esquecer do exercício. *Envelhecer é chato e caro, afemaria*, eu pensava. Mas não era esse o tipo de envelhecimento que me preocupava... era o declínio e a solidão.

– Amiga, tu tem medo de envelhecer? – perguntei um dia a minha amiga Ionara.

– Muito, por isso tô com a pele em dia e me consulto com um profissional incrível que retarda o envelhecimento com cremes à base de plantas.

– Entendi, mas tô falando de perda de autonomia, cadeira de rodas, horário de remédio, alguém precisando te ajudar a ir ao banheiro.

– Credo, amiga, Deus é mais, vou envelhecer gata, saudável e dirigir até os 95.

É bem verdade que alguns idosos andam gozando de mais saúde do que muitos jovens. Longevidade bem construída deveria ser parte da educação e merecer campanhas milionárias. Afinal, tirando eu e meus conflitos, tá todo mundo querendo empatar com a rainha Elizabeth, que morreu em 2022 aos 96 anos.

Mas aí aconteceu o dia 14 de setembro de 2011, quando descobri um câncer invasivo. Já ciente dos resultados, prognósticos e tratamentos, sentei no sofá, dei uma boa respirada e concluí: "Não vou envelhecer." O estranho é que não senti satisfação com isso. Senti uma espécie de dó.

– Tô sendo castigada pelo que eu pensei lá atrás? Ou meu pedido foi atendido? Tô confusa! – disse em conversa comigo mesma.

Não queria parecer ingrata, até porque já tinha passado por uns momentos de flerte intenso com a morte. Nasci em Brasília em 1982, ano em que o presidente era João Figueiredo. Tempos difíceis. Morávamos em uma cidade-satélite do Distrito Federal chamada Gama, distante 40 quilômetros da região central de Brasília.

Com 15 dias de nascida, acordei chorando demais, e mãe sabe quando tem algo errado. Pulou na Kombi que fazia transporte clandestino e chegou ao hospital público do Gama pisando firme:

– Minha filha está com febre!
– Tem que aguardar, senhora.
– Olha como ela está! Tem algo estranho aqui – insistiu.

Milagrosamente apareceu um pediatra que só de olhar diagnosticou: hérnia inguinal estrangulada. Ou seja, um pedaço de mim estava querendo sair do corpo. O hospital tinha até estrutura para a intervenção, mas o único cirurgião pediátrico disponível era o bicho mais "azarado" da terra. Sempre que o procedimento era marcado, ele avisava que sofreu acidente, parente morreu, caiu árvore na frente da casa... várias desculpas diferentes para não dar as caras. Azarado coisa nenhuma! Um babaca de jaleco que não queria operar em hospital público.

Bateu um desespero gigante. Minha mãe conta que eu, bebezinha de tudo, urrava de dor. E o acesso ao socorro não era fácil. Essa cirurgia chegou a ser marcada e desmarcada seis vezes. Toda vez, apenas me medicavam para dor e me mandavam para casa. Eu continuava tendo crises constantes e minha mãe literalmente corria os 2 quilômetros que separavam minha casa do hospital. Um dia, cansada, pediu ajuda para o Seu Guerra, figura conhecida na redondeza que fazia frete com uma carroça. Era o socorro dos céus embalado por quatro patas e duas rodas.

Estava com meses, no auge da crise. E o mais extraordinário é que foi nessa circunstância que falei as primeiras palavras:

– Papai, papai, papai...

Meus pais juram que foi assim. Falei com 6 meses. E desmaiei.

Pronto! A senha para o apocalipse. Meu pai só garantiu que encontraria um jeito de me operarem. Na época trabalhava com seguro de vida para profissionais autônomos, o que o colocava em contato com profissionais da saúde. Naquele dia intuiu que deveria conversar com um cliente, foi até lá, contou toda a história e já saiu com o encaminhamento:

– Vá agora para o hospital da L2, já vão fazer os exames e, estando tudo certo, em menos de 24 horas ela estará operada – garantiu o médico.

E assim foi.

Cresci ouvindo essa história, enquanto via minha avó sofrer um derrame e ficar dependente de cuidadores. A vida mais digna possível, cuidados paliativos de ponta em casa. Eu nutria dois medos secretos: envelhecer e/ou ter uma doença que fizesse minha mãe implorar atendimento.

O câncer não era essa doença – mas era igualmente assustador. Ainda assim, por 11 anos consegui ficar bem apesar das múltiplas lesões em meu corpo. Os tratamentos evoluíram e hoje pacientes com vários tipos de câncer ganharam a chance de viver mais. É meu caso: as drogas estão conseguindo segurar a doença e vou seguindo, enquanto eu respirar. Essa esperança me fez mudar minhas ingênuas reflexões sobre envelhecer: é tudo o que mais quero, ficar velha, cabelos brancos, rolar no chão com netos e depois reclamar da dor na coluna. Topo até ser escrava da indústria de descaracterização facial.

Envelhecer deixou de ser dispensável e passou a ser desejável.

Mas se eu viver mais uns aninhos, já vai ser bom demais, milagre da medicina e dos céus.

Nesse contexto, questiono a longevidade. Quanto tempo tem a longevidade? Aos 28, o meu prognóstico era de 5 anos. Estou entrando no décimo segundo ano de diagnóstico, lúcida, cheia de motivação e alegria apesar de todos os desafios. Para quem imaginava viver pouco, chegar aos 40 é longevidade.

Hoje olho para o envelhecimento com muita reverência. Já tive conversas deliciosas com idosos no avião, em parques e hospitais.

– Moça, tá calor, tira esse lenço – sugeriu o velho sentado na praça.

– Minha careca é sensível.

– Careca? Porque quis ou faz tratamento?

– Tratamento.

– Olha, se você tem vergonha, pensa que o problema é de quem tá olhando. Vai deixar de aproveitar esse solzinho por causa dos outros? Eles que raspem a cabeça e fiquem olhado para o espelho.

Gargalhei. Tirei o lenço e fui tomar um café.

Os mais velhos podem ajudar a descomplicar os nós que a gente coloca na cabeça.

Desencanei da longevidade. E ninguém sabe dizer qual o parâmetro de sucesso para atingi-la.

Faço do meu jeito. Vivo minha longevidade desconstruída, em que cada dia vale por dez. E tem sido intensamente incrível. Quantas pessoas empurram a vida esperando o final dela para usufruir de alguma felicidade? Idosos que lamentam por tudo, como se a vida tivesse sido uma sequência de acontecimentos ruins.

Entendi que meu medo não era de envelhecer, era de não viver o tempo que tinha da melhor forma. Só não imaginava que os desafios seriam tantos...

Acorda, Alice

A PAIXÃO POR TRILHAS veio junto com o diagnóstico. Até então eu vivia o fluxo intenso e anestesiado da carreira, sucesso, marido, casa nova, viagens, dinheiro. Não sobrava muito tempo para contemplar a natureza, tampouco considerava trilha um esporte. Estava mais para tédio. Uma pena. Viajei parte do mundo me comportando como turista padrão, apressada, querendo conhecer muito em pouco tempo. Sempre os destinos da moda, claro, imagina se meu ex-marido ia ter paciência de viajar para um lugar onde não fosse possível postar foto e ainda ter que lidar com locais ermos e perrengues! Ou onde a atração principal fosse uma cachoeira, por exemplo. Se para ele era ruim, para mim era péssimo. Então bora de Nova York que não tem erro (mas essas são histórias que você pode entender nos meus outros livros).

Em uma fase legal da minha vida eu comecei a praticar corrida de rua. Nunca tive muito fôlego, minha corrida mais longa foi de 7k e cheguei desmaiando ao final. Celebrei como se tivesse corrido a São Silvestre e tinha orgulho das medalhinhas penduradas na parede. A Renata, a grande amiga que o câncer me trouxe, falava muito de rally, de montanha, de cachoeira, de barro, de trilha. Começou a parecer legal, e programamos que minha primeira trilha seria com ela na Chapada dos Veadeiros. Passávamos tardes fazendo cotação e escolhendo as trilhas mais viáveis na nossa fase e diante das limitações do tratamento. O desejo maior dela era subir o Mirante da Janela, uma das trilhas mais difíceis da Chapada, e mesmo achando que ela era doida eu dizia "Vamos", sem um pingo de confiança. O fato é que Renata morreu e eu subi o Mirante da Janela. Uma das sensações mais incríveis da minha vida.

Depois fui escolher minha própria trilha desafiadora dos sonhos e novamente embarquei para a Chapada dos Veadeiros, dessa vez em busca da cachoeira do Segredo. Era menos desafiadora que o Mirante, mas, na época, eu usava uma quimioterapia que deixava os pés em carne viva. Ainda assim, me enchi de coragem e vontade e consegui realizar o desejo. Agora fico sonhando com Macchu Picchu, Chapada Diamantina, o monte Roraima. Tem tanta coisa linda neste planeta que eu lamento muito ter perdido dias de viagem fazendo compra em outlet. Vez ou outra alguma amiga me leva para pequenas trilhas em parques de São Paulo, sem grandes paisagens ou cachoeiras, mas a sensação de andar pela mata, respirar, contemplar e conseguir concluir o trajeto é como sentir a vida pulsando em cada célula do corpo. Em São Francisco Xavier, lá onde fica a minha Casa Lavanda, ainda não consegui realizar grandes feitos, pois a casa veio em uma fase mais complicada do tratamento. Mas já deu para aproveitar as pequenas cachoeiras e nascentes da região.

No dia em que caí de bunda na saída da loja de produtos de limpeza, fiquei meia hora sentada no sofá de casa olhando para o nada e repassando a cena em minha mente. Eu sabia que essa sequência de quedas não era algo reversível da noite para o dia. Tinha dúvida se era sequela de tratamento, algum dano neurológico ou perda de massa muscular ocasionada pelos anos utilizando corticoide. Nenhuma das opções era boa, e eu ia viajar para SFX (como chamo carinhosamente São Francisco Xavier) no dia seguinte para colocar a casa nova em ordem. Bateu a insegurança. Com muita dificuldade cheguei o preço de uma bengala em um aplicativo de entrega rápida, metade do cérebro pesquisando e a outra metade indignada com a situação. *Não é possível que vou precisar disso.* Ao mesmo tempo julgava meu comportamento bobo, já que eu vivia defendendo que o importante era fazer o melhor para ter qualidade de vida. *Se eu cair e quebrar um osso, aí sim ferrou.* Então os produtos patrocinados começaram a saltar na tela e, entre eles, um "bastão de trilha regulável".

– É disso aqui que preciso, mãe, um bastão de trilha, não uma bengala. Será mais útil, poderei usar quando a perna melhorar – expliquei, animada.

– Entendi – respondeu minha mãe, bem seca, depois de duas horas acompanhando o drama da bengala e achando tudo aquilo um saco.

Comprei o bastão e horas depois ele chegou, prateado e regulável. Deixei lá na caixa e segui tentando me convencer de que não precisaria dele. A amiga que viajaria comigo começou a ficar incomodada com minha negação, levantou-se decidida, abriu a caixa, leu as instruções para regular o bastão e disparou:

– Testa aqui! Vamos chamar de Alice. É o que tem pra hoje, melhor que arrumar mais problema. – Pâmela é assim, a amiga cuidadora que ao longo do tempo foi se tornando parte fundamental da minha sanidade mental.

– Tem razão, vou ressignificar isso. Minha vida sempre foi uma trilha mesmo, essa será só mais uma.

Entrei no carro e partimos rumo à arrumação da casa nova. Não cabia mais uma agulha e eu cogitei deixar Alice para abrir espaço. Quando vi, estava perfeitamente encaixada do meu lado da porta: Pâmela já queria garantir a viagem da estranha. Chegamos no início da noite e o cenário era de final de obra: todos os obstáculos possíveis, grama, areia, cascalho, madeira, estavam no caminho até a porta da casa. Era uma trilha. Peguei o bastão, firmei no chão e consegui chegar ilesa ao destino. No dia seguinte, após toda a arrumação, não tinha nada que eu desejasse mais do que descer para a cachoeira. Chamei meu amigo Tom, que morava ali perto.

– Ah, que bom que você comprou o bastão de trilha, ajuda muito aqui, eu tinha medo de você se machucar.

De fato, ele sempre mencionava isso, antes mesmo de saber o drama mental que eu tinha criado nos últimos dias. Sempre desci as pequenas trilhas selvagens com medo ou me apoiando nele. Há anos tenho alguns pontos de lesões ósseas, então uma queda pode gerar um problemão. Fiz amizade com Alice e ela se tornou companhia constante em todos os locais. O medo de me machucar foi maior que o encontro com a realidade de que meu corpo se tornava, aos poucos, cada vez mais frágil.

A metafórica bengala Alice me fez maratonar os clássicos de Lewis Carroll e os diálogos intrigantes sobre nossos comportamentos e nossa existência. Um mergulho na toca do coelho que estava sempre atrasado.

"Poderia me dizer, por favor, qual é o caminho para sair daqui?", indagou Alice.
"Isso depende bastante de onde você quer chegar", disse o Gato.
"O lugar não faz muita diferença...", disse Alice.
"Então tanto faz o caminho que você vai pegar", disse o Gato.

A verdade indigesta é que, até o encontro com Alice, eu ainda acreditava ter algum controle em relação à doença. Ao menos sabia como ela se comportava em meu corpo, com progressões lentas e quimioterapias que funcionavam por algum tempo, e eu conseguia me adaptar a seus efeitos colaterais. Vivia uma fase de grandes realizações pessoais, finanças em dia, livros sendo vendidos e elogiados, muitos convites, palestras, vida social ativa. Me distraí com as euforias, traindo tudo o que mais prezo: lidar com a realidade e a lucidez do presente.

Alice me fez pensar. Talvez, no fundo, eu esperasse que um gato saído do País das Maravilhas me dissesse o caminho para sair daquela situação. Mas nem eu mesma sabia aonde ir. As trilhas na natureza foram suspensas. Correr atrás do coelho obcecado por tempo já não era opção. Eu tinha caído no buraco, de bunda. E a vida pós-Alice tornou-se uma sequência de obstáculos que pareciam distantes demais para causar preocupação. Mas era hora de acordar para a realidade. Afinal, doenças graves têm essa característica de perdas ao longo do caminho, seja por sintomas ou pelo tratamento em si.

Eu ainda sonhava com trilhas, mas não estava preparada para enfrentar o desfiladeiro que se afunilava cada vez mais.

Mergulho

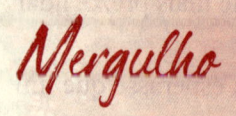

Tem vida menos emocionante,
mas não presta, não.

Me poupe

MAIS DIFÍCIL DO QUE LIDAR com o câncer é lidar com as pessoas lidando com o câncer.

Acho meio bizarro transformar uma doença em tabu, afinal ela não fere nenhuma regra moral, religiosa ou cultural. A doença apenas acontece. Só o fato de sermos criaturas biológicas já nos coloca em risco de receber esse diagnóstico. Deveríamos tratar o câncer com mais tranquilidade, como acontece quando descobrimos que somos hipertensos. Embora a pressão alta seja grave e submeta os pacientes a riscos e limitações, nunca vi constrangimento ou eufemismos para falar disso. É a fluidez de uma conversa de elevador.

– Nossa, e esse calor?
– Pois é, menina, pior que está afetando minha hipertensão.
– Poxa, se cuida.

Com mais intimidade dá até para trocar técnicas para amenizar alguns sintomas.

Mas quando falamos em câncer o comportamento é diferente. Me sinto arremessando a pessoa no precipício do constrangimento em poucas palavras.

– Nossa, e esse calor?
– Pois é, menina, e eu fiz quimioterapia ontem. Câncer e calor é uma combinação não muito boa, hahaha.
– (...) Mas vai passar. Bom dia!

Inclusive falar do câncer virou o meu método para cortar

assunto com gente chata. É infalível. Meto o câncer no papo e pronto, as pessoas somem num piscar de olhos.

Me disseram certa vez que a questão é que o câncer é tabu porque mata com crueldade. Digo que, a depender do *modus operandi* do cuidado, até uma simples infecção urinária pode ser instrumento de tortura medieval. Doenças podem matar. Armas, quedas, água, máquinas, bichos, alimentos, remédios e torça para não ser parte das histórias do Discovery Channel sobre raios que caem justamente na sua cabeça.

Em se tratando de uma das doenças que mais estará presente, de alguma forma, na nossa vida nas próximas décadas, deixo aqui minha humilde sugestão para que a gente comece a derrubar os muros que nos impedem de efetivamente prevenir, diagnosticar, tratar, cuidar e viver com e "apesar de". Essa cultura enraizada de demonizar a doença só serve para causar dor e sofrimento. Me pergunto se faz algum sentido ser parte dessa roda insana quando no fundo o que queremos mesmo é mudar essa história.

Por algum tempo trabalhei como voluntária em caminhões de mamografia. Um projeto lindo da iniciativa privada que levava às mulheres das periferias de São Paulo a oportunidade de realizarem o exame que no Sistema Único de Saúde chegava a oito meses de espera. Cuidávamos de tudo com o máximo de carinho. O voluntariado era composto apenas por pacientes ou ex-pacientes de câncer de mama que, entre outras funções, auxiliavam na entrevista prévia, no preenchimento de dados, encaminhamento para os médicos, na entrega de laudo e no acolhimento emocional quando fosse necessário. Por sermos experientes, éramos capazes de identificar pacientes com fatores de risco e avisar os profissionais, que, assim, tentavam investigar e liberar o laudo com mais rapidez.

Muitas se surpreendiam quando descobriam que todas nós já havíamos passado pelo diagnóstico e acabavam se abrindo sobre seus medos e lutos em relação ao câncer. Esse trabalho me colocou em contato com realidades que jamais imaginaria. Certa vez cheguei bem cedo ao caminhão e, como sempre, já havia uma fila de espera. Notei uma senhora de 70 e poucos anos, meio encurvada como se quisesse se esconder do mundo. Nem conseguia ver seu rosto direito. Os cabelos longos, presos em um coque, e a saia longa me lembraram imediatamente minha avó, que por muitos anos usou aquele mesmo penteado e o figurino adequado às normas da Igreja Evangélica que frequentava. O segurança, atento, tirou-a da fila, entregou a senha e conduziu-a a um lugar onde poderia esperar sentada, confortavelmente.

Atendi as primeiras mulheres daquele dia, mas meus olhos não conseguiam se desviar da senhora que, com seu jeito desconfiado, às vezes me dava a impressão de que queria enfiar o rosto na sacola de mercado que trazia nas mãos. Para minha sorte, ela caiu em minha mesa de atendimento. Entregou os documentos, já bem surrados, e preenchi o formulário enquanto conversava amenidades sobre a fila e o tempo. Uma das primeiras perguntas do questionário era a data da realização da última mamografia.

– Eu nunca fiz esse exame – ela respondeu.

A informação já me causou desassossego. Mas continuei.

– Dona Fátima, quando a senhora toca seus seios sente alguma coisa diferente? Uma bolinha ou líquido nos mamilos? Coceira? Qualquer coisa que incomode?

– Sim, tem uns anos que começou um caroço. Aí cresceu e agora virou uma ferida grande e dói muito.

– A senhora já mostrou para algum médico? Ou buscou ajuda?

– Não, minha filha. Tem coisas que é melhor não saber.

Nem consigo calcular a quantidade de vezes que ouvi histórias similares. Mulheres que não buscam ajuda porque o medo as paralisa de tal forma que "é melhor não saber". Outras questionam se vale a pena tratar já que "vão morrer mesmo".

Nos caminhões constantemente lidávamos com mulheres que saíam de casa escondido do marido para fazerem exame. Eram proibidas.

– Meu marido me mata se souber que vou mostrar os peitos para um médico.

De alguma forma, elas ficavam mais tranquilas ao saber que toda a equipe era composta por mulheres. Ainda assim, já passamos pelo apuro de maridos malucos que davam escândalo enquanto arrastavam a esposa para casa. Em alguns locais era necessário até apoio policial para que pudéssemos realizar nosso trabalho de tentar oferecer alguma chance para aquelas mulheres.

É como dizem: se me contassem talvez eu nem acreditasse, de tão surreal. Mas eu estava lá presenciando essas histórias inimagináveis. Muitas seriam evitadas se o câncer não tivesse assumido esse papel tenebroso que cria obstáculos em nossa sociedade já carente de cuidados básicos. Constantemente deparo com pessoas que relatam que, ainda hoje, ter câncer é motivo de vergonha.

– Na minha rua havia um homem que todo mundo sabia que tinha essa doença. Os vizinhos nem passavam no portão com medo – dizem.

Por mais que isso soe absurdo para você, como é para mim, entenda que fazemos parte da parcela privilegiada da população que tem condição de ler esse tipo de narrativa. No entanto, onde boas palavras não encontram espaço de compreensão, ainda prevalece a ignorância e essa cultura demoníaca do câncer. E a gente nem precisa se embrenhar nos interiores e locais remotos. Vez ou outra recebo mensagem de pessoas que me confidenciam que ninguém sabe de sua condição. Quando lhes pergunto o motivo, algumas dizem que não querem ninguém com dó, ou têm vergonha, ou medo de serem demitidas, ou não querem preocupar determinado familiar.

Imagina só. A pessoa está doente, tendo que enfrentar um desafio insano, e pretende trilhar essa jornada sozinha para não preocupar a pessoa que ama. Acredito que é preciso um olhar social no processo do cuidado. Quem é a rede de apoio? Como se sustenta?

Tumores relacionados ao estilo de vida são um capítulo à parte. Não importa a dor que o paciente sinta, é como se perdesse o direito de receber acolhimento pois, afinal, "fumou porque quis", ou "também, né, não parava de beber", ou "ela dava pra qualquer um, uma hora ia ter consequência". É tanto santo com direito de julgar que dava para lotar todas as igrejas de Roma. O fato é que estamos constantemente submetidos a olhares constrangidos, falas vazias, julgamentos, medo, pouca empatia e, muitas vezes, falta de noção. Não é "privilégio" da população com menos acesso à informação, é só o aspecto humano que dá uma falhada, mesmo.

Por muitos anos trabalhei em uma empresa à qual dedicava parte importante do meu dia, das minhas motivações e ideias. O primeiro diagnóstico foi recebido com solidariedade. Fiz o tratamento e sabia que teria para onde voltar após o fim do auxílio-doença. Me sentia privilegiada, afinal ouvia constantemente sobre mulheres que foram dispensadas de suas funções no final do tratamento. Claro, o empregador inventava outras desculpas, mas era nítido que se tratava de uma dispensa discriminatória por doença. Alguns concursos públicos também reprovam pessoas que possuem histórico de câncer. É como se fôssemos uma bomba-relógio, e não importa seu grau de comprometimento e dedicação, pois "a doença pode custar caro para a empresa".

Voltei a trabalhar com uma sensação de que deveria agradecer diariamente àquelas pessoas por me aceitarem de volta. Me tornei ainda mais produtiva, à beira da exaustão, como se tivesse uma dívida por tamanha generosidade em acolherem a funcionária com defeito. Confesso que até aquele momento não sofria nenhum tipo de constrangimento em relação a isso, mas diante das histórias que ouvia de outras pacientes, passei a conviver com um medo constante de ser descartada.

Já na metástase as coisas foram diferentes. Não havia uma expectativa de tempo para retorno ao trabalho, pois seria um tratamento contínuo, e me vi pressionada pela necessidade de mostrar que mesmo de casa poderia ajudar; faria de tudo para dar conta de lidar com a quimioterapia e com as reuniões com clientes. Entre uma vomitada e outra, sentava diante do computador e executava parte das minhas funções, decidida a provar que eu ainda era útil.

Foram tempos insanos e de progressão da doença. Durante meses precisei fazer uma quimioterapia que me levava ao pronto-socorro toda semana. Até o momento que vivo enquanto escrevo este livro, foi o período de maior sofrimento físico de que me recordo. Pedi uma licença no trabalho e tentei me dedicar a "sobreviver" à quimioterapia.

Vendo meu perrengue, uma amiga me convidou para uma viagem a Nova York, chegando inclusive a pagar quase todas as despesas da viagem (parece um meme, mas é real: "Vamos pra Nova York, eu te explico no caminho"). Aproveitei a folga da químio, um momento de estabilização da doença e fui.

Minha família e meus amigos vibravam pela coragem e pela possibilidade de celebrar a vida depois de meses tão desafiadores. Nem eu mesma acreditava que estava lá, às vésperas do meu aniversário, encantada com a neve que caía na Big Apple. Acontece que nem todos viram as postagens e essa ousadia com a beleza que merecia. Já no primeiro dia, de volta ao hotel, recebo uma mensagem das patroas: "Vamos dispensá-la da empresa." Fiquei em choque até perceber o que estava implícito naquelas entrelinhas tão formais: "Pra trabalhar tá ruim, mas pra viajar tá ótima."

Assim descobri que a solidariedade também é seletiva. Nem todos celebram nossas alegrias. Só somos dignos de empatia quando o sofrimento é visível, seja em nossa aparência ou na forma como lidamos com a vida. Experimentei esse tipo de sensação várias vezes ao longo dessa década. Por algum motivo que não entendo, muitas pessoas acham que sofro menos só porque, muitas vezes, não estou careca e de cama. Muitos pacientes que toleram insanidades no tratamento sentem até culpa quando conseguem viver um tempo de diversão. Os olhares atravessados de julgamento estão sempre ali. Seja por conta de uma aparência que não combina com o estereótipo de "paciente com câncer", seja por demonstrarem alguma paixão pela vida apesar de todos os desafios.

Certa vez, uma mulher que tinha se aposentado havia anos para tratar um tumor gástrico metastático me confidenciou:

– Nunca sei se estão torcendo para eu ficar bem, porque todo dia ouço que "nem parece que estou doente".

Essa mulher gostava de viajar quando era possível, tomava uns drinques nas folgas da químio e fazia piada da bolsa de colostomia que usava, mas ninguém perguntava se ela estava bem, ou como foi o passeio.

Onde será que perdemos nossa capacidade de nos importarmos com dores que não são visíveis? De ser feliz com a felicidade do outro? De compreender que aquela pessoa perfeita do Instagram pode estar em absoluto sofrimento emocional?

Em todas as minhas aparições públicas, em palestras e gravações, faço questão de desconstruir a imagem que pessoas limitadas ainda têm sobre o câncer. Uma médica que me viu falando sobre meus desafios diante de uma plateia de profissionais da saúde disse:

– Precisei reaprender tudo sobre cuidados paliativos quando vi aquela mulher de calça de couro, salto, maquiada e sorrindo.

(Essa mulher de calça de couro era eu.)

Parte da minha prestação de serviço à humanidade também é isso. Mostrar que, se eu preciso me apresentar em público com uma aparência de acabada para ser digna de alguma solidariedade, quem está verdadeiramente doente não sou eu...

Mas, como boa sagitariana otimista que sou, acredito que podemos mudar, ao menos, o cenário que nos cerca. Quem sabe essas ondinhas de compaixão e conhecimento reverberem e, de gota em gota, a gente consiga mudar um pouco a realidade cultural do câncer.

"Você vai vencer essa doença"

NÃO TENHA MEDO de falar "a palavra".

Repita comigo: "câncer, câncer, câncer, câncer".

Fale até que a palavra flua da sua boca com a mesma naturalidade com que a pronuncia ao se referir ao signo do zodíaco.

– Fulana foi diagnosticada com câncer.

– Ele está tratando o câncer.

– É importante fazer exames que diagnosticam precocemente o câncer.

– Sabia que estilo de vida pode ser uma estratégia para evitar o câncer?

– Soube que está com câncer. De que forma posso te ajudar a lidar com essa fase?

– Li ontem uma matéria muito interessante sobre as novas tecnologias contra o câncer.

Viu só? Dá para falar sem abaixar a cabeça e usar eufemismos. Dando ao câncer o caráter de normalidade de qualquer outra doença grave, podemos construir pontes para ultrapassar as corredeiras do medo que tanto causam dor e sofrimento.

O nome do Santo

HOSPITAIS, CLÍNICAS, LABORATÓRIOS e consultórios são parte da minha rotina, quase uma extensão da minha casa. O Wi-fi conecta sozinho, o manobrista me trata pelo nome, a recepcionista pergunta da minha mãe. É tanta intimidade que uma época comecei a dar satisfação sobre a cor da calcinha depois de uma brincadeira no meu Instagram em que os seguidores relatavam que usavam a melhor "roupa de baixo" para visitar o médico. Em muitos casos o conselho era ancestral: "Minha filha, não use calcinha furada porque vai que acontece alguma coisa e você é levada para o hospital..."

De curiosa, fui checar com os profissionais se eles realmente reparavam nisso. A resposta da maioria foi sim, até porque eles também já ouviram o conselho em algum momento da vida. Uma médica de família me contou que uma senhora sempre ia com calcinhas lindas, confortáveis e de lacinho. Ela elogiava e a paciente sorria de satisfação porque a médica tinha reparado. Acredito que antigamente a preocupação era parecer desleixada. Já hoje, penso que o medo é virar meme. Imagina só, desmaiar no meio da rua e um desocupado registrar a lingerie encardida?

Bom, no meu caso, a resposta seria:

– Depende do médico. Só gasto lingerie nova com médico bonito.

Se você é médico, for me examinar e notar que a calcinha é nova, pode crer, tô te dando mole, com todo o respeito.

Já as internações e prontos-socorros são um capítulo à parte. Raramente encontro as mesmas pessoas, ainda que seja o mesmo hospital. Em mais de uma década de tratamento ainda não aconteceu de ser atendida pelo mesmo médico no PS. Talvez aconteça em cidades menores, mas morar na maior metrópole do país inviabiliza algumas relações. Dependendo da quimioterapia, a ida para a emergência é semanal, mas a experiência nunca é a mesma. Já topei com insegurança, mau humor, arrogância, doçura, carinho, negligência. Cada "rolê pelo PS" era uma história, e a que vou contar foi marcante porque nunca me senti tão anulada em um lugar que deveria me oferecer acolhimento e segurança.

Febre não é um sintoma auspicioso para ninguém. Para um paciente oncológico, então, é um alarme de incêndio. O termômetro bateu 37,8ºC, corre para o pronto-socorro. Muitos tratamentos destroem células de defesa do organismo, e com a imunidade baixa o terreno fica livre para infecções oportunistas. Naquele dia não deu tempo nem de pensar em calcinha. Já estava delirando de dor e febre quando cheguei ao hospital e fui direto para os leitos de emergência. O hemograma mostrou menos de 300 neutrófilos (o normal seria a partir de 1.500) e o médico não perdeu tempo: já informou que eu iria direto para a Unidade de Terapia Semi-Intensiva, a semi-UTI, onde a segurança seria maior.

– Beleza, fazer o quê? Pelo menos conheço um "departamento" novo – falei, destemida e já me sentindo melhor após ser medicada.

Para a família é um choque, e parece muito mais grave só por causa das letrinhas U-T-I. Ainda mais quando não é permitido acompanhante. Eu garanti que já estava me sentindo melhor, mas achei bem solitária a companhia do som irritante dos monitores de sinais. Permitiram que ficasse com o celular e eu estava cansada de contar tim-tim por tim-tim da minha condição para todos que mandavam mensagens preocupadas. O alívio veio da minha médica paliativista, que acompanhava a distância o desenrolar do episódio e me mandou uma mensagem: "Estou na missão de te fazer rir até a bateria do celular acabar" – e encheu a tela do telefone de memes e piadinhas bobas.

Missão cumprida. Minhas gargalhadas preencheram aquele espaço apático. Adormeci antes do fim da bateria.

Na manhã seguinte acordo com a enfermeira cutucando meu cateter para iniciar as medicações. Tudo certo. Pergunto dos exames e ela me diz que o médico vai passar em breve com as informações. Pergunto se ele é bonito para eu saber se devo ou não arrumar o cabelo. Ela não acha graça, fico no vácuo com minha piadinha e meu cabelo meio zoado.

– Foi ao banheiro? Conseguiu defecar?

– Hã?... Não tô com vontade – respondi, quase constrangida pelo jeito sério e impaciente da minha interlocutora.

– Ok – disse ela enquanto se encaminhava para a porta.

– Obrigada, desculpa, sei lá...

Novo vácuo.

Cruzes, não deve estar num dia bom, pensei.

Entra o médico e passa todo o boletim sobre meu hemograma e as medicações. Responde a todas as minhas perguntas com monossílabos e vai embora.

"Eita, servem água azeda neste andar?"

Troca de equipe. Vem o enfermeiro novo se apresentar falando de um jeito que mais parecia o texto decorado dos comissários de bordo ensinando a colocar a máscara em caso de despressurização da cabine.

– Viu, fui ao banheiro... cocô top. Tudo funcionando – falei, achando que estava arrasando com a informação.

– Ok – ele responde com aquele ar de "não te perguntei" e vai embora.

– Desculpa o incômodo, viu... – me vejo falando sozinha.

Na vez seguinte em que alguém apareceu, e já contagiada pela energia do local, me adiantei e falei só o que parecia o aceitável.

– Ok.

Na minha estreia na semi-UTI descobri que deveria também ser semimuda e totalmente mal-humorada. Um desafio maior que as injeções aplicadas todo dia na minha barriga. Não via a hora de sair daquele lugar a ponto de tudo me irritar. Devo ter passado de "paciente legal" para "paciente difícil do leito 9" em 48 horas. Nem sei quem me torno quando não posso falar e fazer perguntas, mas a sensação era de estar presa em Azkaban tendo os Dementadores como vigias.

Entra o médico apressado e começa a falar do hemograma. De ontem – ele nem tinha se dado ao trabalho de atualizar as informações. Já trabalhada no ódio, ouço tudo atentamente e digo:

– Ok. Agora o senhor vai lá fora, lê os exames de hoje e volta aqui para me passar os dados atuais.

Surpreso por eu ter notado o deslize, ele apenas diz ok e sai do quarto. Alguns médicos estão tão acostumados a agir como se o paciente não entendesse nada que nem ao menos se esforçam para checar a evolução cuidadosamente. Confesso que foi muito prazeroso enquadrar aquele cara, lembro até com carinho, mesmo porque milagrosamente fui transferida para o quarto na manhã seguinte.

Visitas liberadas e a alegria parecia voltar aos poucos para a minha vida. No andar oncológico a enfermagem era mais "gente como a gente", e as conversas sobre cocô sempre acabavam de um jeito engraçado.

– Se o negócio prender a gente te ajuda.

– Tô com medo de perguntar como, mas lá vai: como? Segurando minha mãozinha?

– Se isso resolver eu sento do seu lado e seguro...

Mas no período da noite tinha um profissional meio tímido que ficou agoniado quando me conheceu.

– É que meu caso não tem cura. Meu tratamento é paliativo. Mas tô de boa!

– Não fala isso menina, vai se curar sim. Você é nova. É só querer.

Puta que o pariu, tem coach da positividade em todo canto.

Depois disso, sempre que ele entrava no quarto, dizia coisas como "basta querer que o câncer some". Eu sorria, já tinha me acostumado a esse tipo de conselho a ponto de nem debater mais.

– Qual a sua religião? – ele me interrogou.

– Nenhuma. Aprendo um pouco com todas elas.

– É importante ter fé.

– Tenho tanta fé que nem questiono, só vivo.

Ele não entendeu, saiu do quarto e voltou com um livrinho.

– Vou deixar aqui na mesinha para você ler. Deus só está esperando o seu sim.

Fiquei muda. Tratava-se de uma dessas revistinhas ultrarreligiosas que nem me lembro a denominação. Mas, de alguma forma, aquilo me esvaziou por dentro. Novamente eu estava sendo julgada por minha condição, e, dessa vez, dentro das paredes de um espaço que deveria ser seguro. Sempre que entrava no meu quarto perguntava se eu já havia lido, seguido por um olhar de reprovação quando eu dizia que não.

O fim da minha saga nessa internação foi a resposta que recebi quando indaguei o porquê de ainda não ter sido visitada pela equipe de cuidados paliativos:

– Não está na hora ainda.

– A que horas, então? Quando for incapaz de criar algum vínculo com essas pessoas que vão me sedar sem saber o que era importante pra mim?

– É uma política do hospital.

– Política?

De fato, naquele lugar eu não estava segura.

Eu fiquei bem, tive alta e a vida seguiu, mas jamais esqueci das coisas que observei em sete dias confinada em um hospital com nome de Santo e localizado em uma das regiões mais nobres da capital paulista. O cuidado é uma arte tão sutil que não cabe em políticas robotizadas. Minha contribuição eu deixei registrada no papelzinho de avaliação do estabelecimento e sempre conto o causo em aulas para profissionais. Espero que se lembrem que não precisam se desumanizar para caber em política nenhuma. Escrevi:

"(...) Vocês podem ser diferentes. O Santo que dá nome a esse local ia ficar puto se soubesse o que andaram fazendo comigo."

*Palavras vazias
não preenchem espaço algum.*

Tinder paliativo

IMAGINE O SEGUINTE diálogo:
– Linda, foi muito bom te conhecer hoje. O que vai fazer essa semana?
– Radioterapia no cérebro, e você?
(...)

Procure a definição de "empata foda" e o câncer estará lá, listado entre as coisas que espantam os contatinhos. Nunca vi o prontuário médico ser detalhado num primeiro encontro, mas agora me sinto até desonesta quando não falo.

– Você contou pra ele? – questionava a amiga.
– Deveria? Você conta que tem bronquite quando acaba de conhecer um cara?
– Não... mas é diferente, né?

Vivi uma fase em que evitava tocar no assunto com pessoas que nitidamente não fariam parte da minha vida. Se elas começavam a fazer, era preciso quase uma preparação emocional para comunicar a notícia. *Eu que faço a quimio e ainda por cima preciso falar com cuidado para não assustar o frágil ser humano*, pensava na época. Me sentia tão mal com isso que cheguei ao ponto de não sair com ninguém que não soubesse do meu histórico, que já se tornara público.

Fiz um teste com a nova abordagem e instalei um aplicativo de paquera. Coloquei uns fotão bem autora de livro dando autógrafo, valorizei a apresentação e fiquei impressionada com o

sucesso do perfil em dois dias. Tinha mensagem de homem de tudo que é jeito, com os xavecos furados de sempre. Aí, mantive as fotos e adicionei na capa uma com lenço na cabeça. No início da apresentação contei que era paciente em tratamento havia muitos anos. Recebi poucas respostas. Algumas me fizeram perceber que existem textos prontos nesses aplicativos e os caras mandam sem critério algum. Houve um que escreveu: "Você é linda, que barra hein, força aí." Teve até um "AnaMiiii, trabalho no hospital x e sou seu fã".
Desinstalei.
No mesmo dia conheci na aula de dança um cidadão que, além de bom condutor, era bom de papo. No fim da aula e com aquele climinha no ar ele perguntou se eu tinha jantado e sugeriu o japonês da esquina na academia. Aceitei. Chegando ao local, pedi as opções do rodízio que não tinham peixe cru.

– Não gosta de salmão?

– Amo. Mas minha imunidade tá baixa. Hoje vou evitar.

– Como assim? Como você sabe?

– Eu faço quimioterapia, daí meu último hemograma veio meio ruim. Melhor evitar, mas aqui tem muitas opções.

Já vi gente alérgica a frutos do mar, mas era a primeira vez que via uma reação de paralisia facial com um salmão na boca. Com a destreza de um dançarino, após o choque inicial ele tentou levar numa boa e, entre um sushi e outro, me perguntava os pormenores da minha revelação. Na sobremesa já falava sobre a minha força e eu deixava de ser a paquera para me tornar a menina admirável, quase sagrada. Não aconteceu nada, conversamos mais algumas vezes e ele sempre mandava mensagem perguntando como estava o tratamento. Boa pessoa, só achei curioso o comportamento.

– Pode ser uma forma de respeito. Te admira e não queria correr o risco de te machucar de alguma forma – avaliou o psicólogo.

– Ahhh, pronto. Se eu não conto me sinto desonesta, se eu conto ou o cara some ou viro encantada. Lascou!

Mesmo em tratamento houve tempos em que eu me sentia disposta e disponível o suficiente para rebolar as tristezas na balada. Salto alto, cílios postiços, maquiagem carregada e look ousado, era uma espécie de ritual dos fins de semana. Chegava perto da meia-noite ao local e dançava segurando uma long neck que rendia horas e já era o suficiente para me deixar levemente despudorada. Uma amiga ficava brava, não só porque eu beber inviabilizava ser a motorista da rodada, mas também porque dizia que eu ficava muito ousadinha. Nunca soube se era cuidado ou julgamento, só gostava mesmo era de dançar. Os homens me entediavam rapidamente e eu odiava quando culpavam a bebida por seu comportamento abusivo. Era como se estar naquele lugar permitisse a mão na bunda sem autorização.

– Para de ser chata, menina, vamos curtir – me diziam.

– Vamos curtir sem você ficar me tocando?

O fim da carreira noturna foi em uma balada meio "rave" no interior de São Paulo. Ingressos comprados, roupa escolhida, logística acertada. Me comprometi a ser a motorista da vez e combinamos de ficar juntas, já que o local era muito longe de casa. O espaço era gigante e eu mal conseguia ver o palco onde os DJs revezavam a apresentação de músicas eletrônicas. Ficava lá que nem um bonecão do posto me balançando de um lado para outro sem entender como é que dançava aquele som, mas estava tudo bem, até eu perceber que, a menos que eu desembolsasse um bom dinheiro, não havia onde sentar em nenhum lugar do estabelecimento, e eu tinha feito quimioterapia dias antes. Tentei não me desesperar; encostei em uma grade enquanto a amiga fazia social com os meninos e fiquei só observando. Sempre os mesmos enredos, as meninas com seus sorrisos perfeitos, paquerando os meninos sarados que as cercavam. Dois minutinhos de conversa e já estavam se beijando. Às vezes seguiam juntos, às vezes davam as costas um ao outro e seguiam em frente para reiniciar o ciclo do flerte.

— Ei, tenho MD aqui, tá a fim? — perguntou o desconhecido em tom de segredo.

— O que é MD, moço? — respondi inocente, fazendo o cara sumir.

No mesmo instante reparo que a amiga está ao meu lado se contorcendo numa dança muito doida. Nem parecia estar ali. Tentei interromper o momento e ela apenas me disse:

— Amiga, tô muito louca.

— O que é MD?

Crise de riso.

— Michael Douglas, né, amiga...

MD é um "apelido" que os usuários da droga criaram para representar a sigla MDMA (3,4-metilenodioximetanfetamina). É conhecida como a pílula do prazer, por conta dos seus efeitos no organismo. Embora pesquisas comprovem que seu uso terapêutico é uma arma promissora para dezenas de transtornos mentais, existem riscos quando utilizada de maneira leviana e recreativa. Até aquele momento eu não sabia do que se tratava, mas percebi que era tipo um rito de passagem para pertencer ao espaço. De volta à observação, notei que a pista de dança parecia um transe coletivo. Isso me fez questionar se haveria prazer em usar uma substância para ficar absolutamente anestesiado em um local que propõe diversão. "E eu que tô doente", refleti enquanto informava a amiga que iria esperá-la no carro.

Horas depois ela apareceu, suada, descabelada, incapaz de concluir uma frase inteligível e mordendo compulsivamente a tampa de uma garrafinha de água. Eu olhava pra ela e não a via. Uma sensação horrorosa. Fiquei semanas inquieta e revoltada

com a experiência. Foi muito estranho ver aquele bando de gente jovem, "saudável", escolhendo voluntariamente matar tempo e envenenar pedaços do próprio corpo em busca de algo que os livrasse deles mesmos. Anestesiados dos sentidos, dizem se divertir. A conta não fechava na minha cabeça. E então parei com a vidinha de balada e o principal critério para eu sair se tornou:
— Tem onde sentar? Se não tiver, não vou.

Meu Instagram virou palco de paquera. Tô falando sério. De viúvos a filhos de pacientes. De enfermeiros a neurologistas. De bons samaritanos a homens com fetiches exóticos por pés. Até nudes já me mandaram, com legendas do tipo: "É disto que você está precisando."
— Tô fora, prefiro minha quimioterapia!
Depois que as esposas falecem, alguns maridos parecem querer seguir na mesma história. Talvez por identificação com a função de cuidador, talvez porque a vida parecia mais legitimada com a experiência, talvez porque ainda precisem continuar a viver uma situação similar. Não sei. Mas é comum receber poesias e desabafos desse público. Já alguns filhos se tornam meus amigos, e geralmente recorrem à desconhecida do Facebook por terem dificuldade em se relacionar ou saber como ajudar mães e pais. Um deles até saiu do virtual e se tornou a maior paixão de todas após minha separação. Virou a única pauta da terapia.
— Entende o meu diagnóstico, não me deixa constrangida com isso, não me trata como intocável e eu não sei por que tô tentando achar algum problema.
O relacionamento durou alguns meses e foi quase um processo curativo de medos que eu nem imaginei que sentia. Ouvindo outras pacientes, noto que muitas vezes nós é que colocamos obstáculos. "E se eu piorar?", "E se ele tiver que me ver mal?", "E se ele ficar comigo por dó?". Eu me lembro de pensar

em alguns momentos: "Ele é tão legal, já perdeu a mãe em decorrência da doença, espero que não se envolva demais comigo, não merece sofrer."

– Essa não é uma decisão sua, Ana Michelle – contestava a terapeuta Silvana, brava com o meu medo de me relacionar.

O namorico não foi muito longe e eu me senti bem por ser tratada como uma mulher normal o suficiente até para levar fora. Todo o meu respeito. De algum jeito ele ajudou a me lembrar que antes de paciente eu sou mulher, e isso não tem a ver com prognóstico.

Ao longo dos anos vivi uma dezena de histórias que começaram em plena quimioterapia. Brinco às vezes dizendo que sou um ótimo investimento, sem burocracias e ainda com pensão no final. A realidade é que a finitude mudou a minha forma de lidar com as relações amorosas. Uma paciente certa vez me disse que se sentia morta, pois não podia mais nem andar de mãos dadas com um cara. E nem é preciso estar doente para depender de um romance para se sentir vivo. Com certeza você conhece mulheres e homens que dizem ser impossível viver sem um(a) companheiro(a). Penso que isso está longe de ser amor; talvez a palavra um pouco mais adequada seja dependência.

– Mas você não pode se fechar – diz a Silvana.

– Tô abertíssima, mas não a ponto de perder meu tempo.

Há alguns anos todos ao meu redor se animavam com qualquer possibilidade de namoro que eu vivia. Não importava se eu queria. Se o cara estava a fim me diziam que eu tinha que dar uma chance, tinha que tentar e ainda saía como culpada por simplesmente não querer. Era como se eu não pudesse perder a oportunidade de jeito nenhum porque afinal, né, "tô doente/morrendo".

Sei que pode parecer estranho para essa sociedade, mas acreditem, não preciso de uma relação amorosa para me sentir viva.

E, sim, adoraria viver uma história de amor. Não excluo, apenas não dependo disso. Em meus sonhos mirabolantes me imagino de noiva, estilo boho, flores na cabeça, casamento ao ar livre, nas montanhas, ao pôr do sol. Poucas pessoas, todos emocionados por testemunharem um amor tão livre e leve. A cerimônia realizada por xamãs, bruxas, místicos e minha paliativista poeta. E eu feliz, olhando nos olhos dele e podendo dizer:

– Enquanto eu respirar!

Se nada disso acontecer, tá tudo bem também. O meu melhor compromisso sempre foi comigo mesma. Nas horas vagas, finjo paixão por médicos e crio histórias divertidas sobre onde estará o amor de filme.

– Imagina só se conheço um paciente gato, mesmo rolê que eu, sem dramas e complicações? Topo vários tumores, se for de próstata já fica bom porque não vai poder cobrar a minha falta de teta.

Sozinha ou acompanhada, com amor, o meu final feliz já está garantido.

"Tem que ter bons pensamentos"

— TEM PREFERÊNCIA de lado?
— Só posso o braço esquerdo.
— Por quê?
— Fiz mastectomia do lado direito.
Pausa.
— Nossa, mas você parece tão nova, quantos anos você tem?
— 39, mas descobri com 28.
— Ahhh, faz tempo. Já está curada.
— Na verdade ainda faço tratamento. Agora para metástase em outros órgãos.
— Nossa! Quando espalha é fogo, né?
— Né!
Tira o sangue. Discorre sobre quanto minha veia é fina/difícil/frágil.
— Essa doença começa na medula, sabia?
— Oi?!
— Sim, as células da medula começam a dar defeito e se espalham. Mas tem muito a ver com pensamentos e sentimentos. Tem que pensar coisas boas.
— Tô pensando há mais de 10 anos.
— Mas não desista. A última palavra é de Deus...
— Ainda bem.
— Fica tranquila. Em breve você está curada.
— Com certeza! Obrigada.

***

Nesse dia eu estava exausta. Não tinha energia pra ouvir e explicar esse tipo de sandice. É um episódio real. Uma profissional real. Em um dia real. Não tem nada de útil para falar? Não sabe o que dizer? Só fica em silêncio. É um acolhimento e tanto.

Treinamento para as equipes de laboratório também é recomendado!

Entre a lucidez e a esperança

UMA MOÇA DE 30 E POUCOS anos me ensinou sobre esperança em seus últimos dias nesta dimensão. Sei que essa confissão deve causar um desconforto em você, afinal, como uma pessoa prestes a morrer ensinaria o que centenas de livros, filosofias e reflexões não foram capazes?

Explico.

Ter uma doença grave é caminhar em um desfiladeiro bem alto. Alguém com um olhar medroso e cartesiano da vida temeria tal aventura. Mas quem compreende que o destino é comum a todos é capaz de abrir os olhos e contemplar a paisagem. Acredite, a vista é clara, ampla, extraordinária.

Há mais de uma década caminho pelo estreito da vida. Mas no diagnóstico entendi que era o momento de deixar as folhas ilusórias do controle caírem junto com o ciclo da natureza que findava. Eram tempos difíceis. Como a maioria das pessoas que conheço, eu vivia numa constante anestesia. Carreira, planilhas, dinheiro, casa nova, sucesso, ostentação e a necessidade de validação do mundo. Entre quatro paredes, vivia uma relação abusiva, secreta, afinal, que vergonha seria expor minha vulnerabilidade e ver desmoronar minha felicidade conjugal.

De lá para cá, o currículo vitae que antes alimentava meu ego carente, que exibia quão preparada estava para ser maior e melhor, cedeu lugar a mais de cem sessões de quimioterapia, além de radioterapias, cirurgias, constantes internações e um corpo que desafia as estatísticas ao insistir em permanecer vivo.

A sociedade só é capaz de lidar com a cura. É como se o fato de estar doente fosse um atestado de derrota. Mas tenho uma notícia: a finitude é crônica. Diagnóstico que só pertence a quem respira.

Pois aquela moça respirava. E sabia de sua finitude.

Era a primeira vez que nos víamos pessoalmente. Ela queria conversar, e esse é um pedido que jamais recuso. Estava frágil, conectada a aparelhos que forneciam medicações para atenuar as dores causadas por anos tratando um câncer gástrico. Apesar disso, sorriu pra mim da maneira mais doce e amorosa que foi capaz. Me encontrei em seu olhar. Compartilhávamos a mesma trilha do desfiladeiro.

Dizia-me que sabia exatamente o que estava acontecendo em seu corpo e que a ampulheta do tempo não a favorecia. Filosofamos brevemente sobre esse Deus Cronos. Concluímos que a vida é tecida por esse único tempo chamado agora. E no agora dela não cabia a morte. Cabia esperança. Sonhava com a possibilidade de uma última saída do hospital, para que o noivo não guardasse dela apenas lembranças de dor. Eles se conheceram logo após o diagnóstico e ele a amou tão profundamente que não viu nos desafios de um tratamento motivos para não querer sua companhia. Coisa rara hoje em dia.

Ela queria sonhar.

Os médicos haviam me comunicado que seria difícil ela sair do hospital. O que eles não entenderam é que ninguém tem o direito de impedir que uma pessoa sonhe. A esperança era a paisagem derradeira que ela queria habitar. "Sei que talvez eu não realize, mas na minha mente, enquanto sonho, é real."

Ela partiu poucos dias depois da minha visita, gravando no meu peito o real sentido de ter esperança.

Há tempos não espero mais.

A ilusão da imortalidade é um espaço cômodo que nos permite procrastinar. Parados, nos afogamos em contradições. Não queremos envelhecer, mas acordamos na segunda esperando pela sexta, transformando em inúteis cinco dias da semana. Espernemos pelo milagre, mas somos incapazes de reconhecê-lo na beleza de mais um dia. Somos escravos de likes, validações e vazios de sentido. Recitamos frases de positividade, mas seguimos submersos no mar do ego que nos cega para nossas relações e densidades. Queremos amor, mas nem ao menos nos esforçamos para ser gentis. Nunca parece ser a hora certa de viver a totalidade. De abrir o coração e desejar profundamente estar presente. De tomar a decisão de se lançar no rio e fluir no embalo da vida.

Ciente da minha mortalidade reaprendi a viver. E tenho vivido os melhores últimos dias, meses, anos da minha vida. Quanta gente saudável que já morreu sem ter vivido. Quanto tempo desperdiçado esperando para ser feliz em um futuro hipotético e idealizado. É morrendo de vez em quando que aprendemos o valor de cada ciclo e relação. É olhando para a vida que sentimos quão poderoso é o ar que baila no movimento perfeito da respiração.

A verdade é que nada nesse mundo é roteirizado. Todos os dias lidamos com a impermanência. As pessoas não são as mesmas. Os planos não são scripts decorados. Tudo está em movimento o tempo todo. As marés, as estrelas, as células, os átomos. Talvez seja esta a graça de ter esperança: o frio na barriga por não saber o próximo lance. E as escolhas são claras, ou você paralisa diante do que não pode mudar ou constrói sonhos em cima do imprevisível. O homem é capaz de se sobressair às circunstâncias, sejam elas quais forem.

Há uma década minha vida se alinhava com histórias sobre quem parou de esperar. Pessoas que aprendem a viver esperanças diárias, ainda que a esperança do dia seja que ele acabe. Navegam entre a lucidez de sua finitude e a compreensão de que as coisas são como são. E é uma escolha interna decidir habitar o espaço do ordinário ou do extraordinário de cada agora, ainda que seja em sonho.

Sempre me perguntam como eu acho que seria minha vida sem o câncer. Acho tão bobo isso. Qual a necessidade de pensar em um tempo que não existe? Só sei responder pelo que é, hoje, com cada desafio que o adoecimento me impõe. E te digo, é uma vida que faz muito sentido. Não pela doença. Não dou a ela tanto palco. O trabalho sujo da transformação me arremessou no despertar de uma consciência onde me permito viver por inteiro.

Hoje, medicalizam o sofrimento e as pessoas se veem incapazes de demonstrar suas dores. Não encontram compaixão. Algumas se apegam à esperança de que alguém ou alguma coisa as resgate. Mas esse tempo de espera não chega. No final das contas, estão todos em busca de alguma esperança de pertencimento à vida.

Se me permite a dica, apenas pare de esperar o momento perfeito.

A vida está à disposição de quem se permite ter esperança. Pelo menos uma por dia: abraçar o filho, tomar um banho gostoso, sentir o cheirinho do pão saindo do forno, ver o sol se pôr, o sorriso da menina bonita, a cama quentinha e uma boa noite de sono. E se o dia for difícil, saber que esperança é acreditar que o próximo será melhor.

Aquela moça me ensinou a não esperar. Mas espero ter te encontrado entre uma palavra e outra dessa história. Quem sabe você também encontre a esperança, com sorriso doce e olhos profundos. Um pé na lucidez e a leveza de poder sonhar.

A esperança é um espaço que só pertence a quem caminha...

Originalmente publicado com o título "Uma vida inteira entre a lucidez e a esperança" na coluna A Tal Felicidade, da revista *VEJA São Paulo* em 6 de outubro de 2021, ed. 2.758.

O (des)confortável som do silêncio

SOMOS BARULHENTOS. Em um mundo barulhento.

A cabeça não para, o corpo está sempre em movimento, o pezinho agitado, a língua em atividade, os dedos frenéticos nos aparelhos. A rua é um caos, os mesmos ouvidos precisam administrar buzina, som alto, gritos, propaganda e uns cinco tipos de música diferentes ao mesmo tempo.

A descrição fica mais latente do que a realidade que já é compartilhada e a muitos nem incomoda mais. Silenciar não era prioridade para mim, que sempre fui agitada e capaz de fazer várias coisas ao mesmo tempo. O que explica a dificuldade que tive em aprender a minimamente meditar depois do diagnóstico. Foi um trabalho e tanto, uma jornada que compartilho em meus outros livros.

Foi no início da pandemia que conheci a cidade de São Francisco Xavier, que fica no meio das montanhas da Mantiqueira. O Tom, um de meus maiores amigos, tinha se mudado para lá fazia pouco tempo.

– Tô trabalhando on-line – comentou ele. – Instalei uma internet boa na casa e fico por aqui. Mais qualidade de vida e fico longe do vírus. Vem passar uns dias aqui comigo.

Entre uma químio e outra, arrumei as malas e rumei para SFX. Já na estrada há o encontro com um silêncio diferente: o da paisagem. Dividia a atenção entre o volante, os bambuzais, a montanha e o som do vento. Nossa, que sensação gostosa o vento circulando dentro do carro! A própria viagem já era um descanso para os barulhos da mente.

Encontrei o Tom e ele já nem parecia o mesmo amigo pilhado com quem eu convivia em São Paulo.

– Ah, pronto! Tom da montanha agora – brinquei.

– Vem, deixa eu te mostrar esse lugar mágico.

Não teria outra palavra para definir. É um espaço de beleza peculiar. Meu amigo escolheu um local onde as casas têm uma vista quase 360 graus das montanhas ao redor. Eu me sentia abraçada pela natureza. Era o paraíso, e foi paixão imediata: passei a nutrir o sonho de também ter uma casa lá, já que, por causa do tratamento, havia voltado a morar com meus pais e sentia falta de um cantinho para chamar de "meu".

A noite é um espetáculo. Friozinho de serra e céu iluminado por estrelas que pareciam brigar por atenção. Nesse cenário, engatamos uma das conversas mais sinceras da minha vida.

– Esse negócio de morrer, já senti culpa por achar normal. Ué, tudo o que é orgânico morre. Tenho medo de perder pessoas próximas, pela falta física e tal. Mas, por exemplo, eu sinto saudades da Renata, mas não vivo esse luto insano repleto de sofrimento. Vivemos tudo. Eu fui eu e ela foi ela, teve uma história e terminou. Isso não inviabiliza minha vida nem altera o que eu sinto por ela – contei.

– Já senti algo parecido. A "culpa" pelo que deveria ter feito e o desapego por ter vivido o que era possível com aquela pessoa.

– Talvez o segredo seja estar, de fato, presente nas relações que fazem alguma diferença para nós. Não deixar pontas soltas. E o que restará serão lembranças, boas e ruins, que nos farão rir ou refletir, e por um instante aquela memória estará lá, do nosso lado...

Sempre achei engraçada essa dança da morte. Em vida, determinada pessoa é a mais importante ou a mais odiada de todas.

Quando parte, seja lá por qual motivo for, vira santa ou assombração. Já notou? Não pode pegar nas roupas pessoais porque vai que a alma tá apegada. Tem que acender a vela para a pessoa achar o caminho. São tantas regras que às vezes penso que estar morto dá mais trabalho que estar vivo. A pessoa sente saudades, mas tem medo de "ver alma". Essa narrativa aparece em várias religiões e, honestamente, adoraria fazer algumas perguntas para a Renata, por exemplo:

– E aí, migs, como é ser invisível? O que você faz nas horas vagas?

– Ih, amiga, fica aí porque aqui é maior rolê. Tem que ficar salvando criancinha de engasgo, fingir que tá baixando igual entidade no meio de uma live, falar umas coisas bonitas, escrever cartas em nome dos outros. Só trabalho. Pior que agora é eterno.

Ama, ama, ama e depois que morre fica com medo da pessoa. Jamais entenderei. Mas nem é essa a pauta.

O fato é que poder falar sobre isso abre portais de autoconhecimento sobre o que pensamos de verdade em relação às perdas e ao luto. Concluí que a gente tem que pensar é na vida mesmo. Nas pessoas vivas, em como as tratamos, que nível de presença compartilhamos. Não que facilite as ausências. Mas as memórias, meus amigos... ah, essas são belas companhias e nos poupam de grandes dores e culpas.

São Francisco virou meu point. Tinha uma folguinha e já ia para lá atrás de abraço de montanha, cachoeiras e papos sobre eternidades. Mas um dia resolvi fazer rodízio de companhias, e outras duas pacientes e duas amigas se juntaram a mim nessa viagem. Parecia legal, mas o momento era errado para mim.

Eu tinha acabado de sair de mais uma sequência de radioterapia no cérebro que, dessa vez, me obrigou a usar corticoide – um grande herói e vilão da minha história. A medicação que trata de um tudo deixa sequelas e eu sentia dores horrorosas. Era a única do rolezinho das meninas que não conseguia acompanhar o ritmo. Elas estavam frenéticas, como se fosse a primeira excursão do colégio. Eu não ligava, queria que se divertissem, mas, de alguma forma, meu silêncio fez um barulho danado. Era uma piadinha aqui, uma alfinetada ali. Não esperava. Estavam todas cientes de minha condição; aliás, o motivo da viagem era "descansar" da fase difícil que eu vinha enfrentado.

"Conhece-te a ti mesmo", é, de fato, um dos melhores conselhos das escolas de filosofia. Eu já sabia reconhecer meus limites. E só queria silêncio. Pedi hospedagem para o Tom e deixei que as meninas ocupassem a casa inteira com sua energia eufórica. O que não imaginava é que se ofenderiam.

– Eu estou com dor. Quero ficar quietinha. Não quero ser a chata. Só quero que vocês se divirtam – falei.

– Mas fizemos algo errado? O que aconteceu?

O looping infernal de culpa e castigo culminou com xingamentos e difamações que duraram meses por parte de uma delas. Eu só queria ficar em silêncio sem precisar me explicar porque já parecia óbvio demais.

É como vivemos. Passamos parte do tempo tentando convencer o outro de que não somos o que ele diz que somos. Ora, se sei que não sou, não tenho nada a explicar. Já nem respondo. O silêncio, a filosofia, o tal do autoconhecimento e os papos sobre finitude no deque da casa do meu amigo simplificaram bastante as coisas em minha mente.

Anos atrás, quando minha história ficou mais pública dentro desse nicho oncológico por causa do Instagram e do meu primeiro livro, eu me senti aflita com a ideia do que "poderiam estar pensando", mas não porque fui nua e real em cada frase que escrevi. Não perderia meu tempo escrevendo para agradar ninguém ou me mostrar a heroína que não sou. Queria falar sobre tudo isso que transcende qualquer doença, as do corpo e as da alma.

Ocorre que as mensagens sobre ser iluminada e inspiradora se multiplicaram. Parece legal, mas comecei a ter medo de não corresponder às expectativas dessas pessoas. Muitas se aproximavam de mim tremendo, chorando, sem conseguir falar. Me dava uma agonia! Eu queria ouvir a história e dizer "ei, só sou uma paciente como você". Não me dou toda essa importância, só sou um ninguenzinho que escolheu viver coletivamente uma realidade negligenciada. Mesmo ciente do meu pequeno espaço no mundo, a expectativa me tirava do prumo.

Claro que isso era assunto na terapia.

– As pessoas vão ver em você o que elas precisam ver. Se precisam da figura iluminada, inspiradora, que salvou a vida delas, é como vão te abordar. Assim como cada uma vai se identificar com uma coisa e não com outra de sua história. É sempre sobre elas, AnaMi. As faltas e necessidades. Seus medos, sua escassez, sua incredulidade. Apenas projetam esses sentimentos em você, como se enfim encontrassem respostas ou a motivação de que precisavam. Agradeça e siga sua vida. – Assim me orientou o psicólogo, que, na época, realmente me salvou da ansiedade que estava me consumindo.

Mais uma vez, o silêncio também me salvou. Passei a meditar escrevendo listas honestas sobre quem eu sou. A gente passa o dia inventando personas para convencer os outros de sei lá o quê e mente para si. O tempo todo. Qual a lógica disso? Então vale mais você convencer a vizinha de que está realizada no seu casamento do que admitir que não aguenta mais determinados abusos? Tá enganando quem? Muda alguma coisa na vida dela, que vai seguir invejando a sua que também é uma mentira?

Certa vez um amigo médico me disse:

– Fico olhando as fotos do pessoal que se formou comigo.

Todos dando palestras, vivendo casamentos lindos, bebês a caminho, falando com orgulho do local onde trabalham. Sinto como se tudo tivesse dado errado para mim.

– Eles devem olhar seu Instagram e ver você no trabalho, a paixão dos pacientes por seu atendimento, seus textos, sua dedicação e pensar exatamente a mesma coisa que você. Que o seu caminho foi o melhor – falei para ele.

Tem uma frase maravilhosa que ouvi da blogueira Jout Jout certa vez: "Bateu, doeu, pega que é teu." Só dói quando você se reconhece no que disseram sobre você. Assim como a flecha passa longe quando você não se vê na direção apontada. É a beleza de tudo isso. Um trabalho e tanto que faço questão de nutrir e atualizar constantemente. Saber quem sou me livra de necessidades que antes pareciam importantes, como a tal da validação que todos buscam.

"Nossa, mas será que ela é mesmo tão boazinha assim, fazendo tudo de graça nessa Casa Paliativa?", já ouvi gente dizer.

Nem ligo. Quem não sabe reconhecer bondade em si jamais a verá no outro, porque é como se não existisse.

Mas se alguém me disser que às vezes minha ironia e o jeito seco como falo magoam as pessoas, aí "bateu, doeu". Porque eu sei que faço isso, tô ciente. Não vou tentar te convencer do contrário porque eu sei que sou assim. Peço desculpas e volto para a lista de coisas que eu honestamente gostaria de mudar em mim. Se algo inédito bate, vou refletir sobre meu comportamento e quanto ele afeta a mim e aos outros. Mas as besteiras e os julgamentos diários, ouço, leio e penso: *entendi*. Dependendo do interlocutor, até deixo que ele prossiga na confissão sobre si. Mas nunca, jamais, tento convencer ninguém do que sou ou deixo de ser. Se a esta altura da vida eu puder deixar um conselho a você, aqui vai: seja honesto consigo mesmo, mas conheça a linha tênue que separa o apego à sua personalidade e o que é máscara mesmo.

Certa vez, conheci um cara brilhante que navegava na filosofia com muita destreza. Discurso na ponta na língua, era legal trocar ideia, até o momento em que o "eu centrado" tomava conta dele:
– Sou assim. Quem quiser que goste, não vou mudar pelos outros, sou, sou, sou. Sou foda e me conheço.

Para mim, é nesse ponto que o autoconhecimento se perde e os coaches lucram. Em vez de honestidade, criamos ainda mais camadas de um ego que nos protege do barulho externo. Nem nós mesmos acreditamos naquilo que sustentamos a nosso respeito. É por isso que, aqui no silêncio das páginas deste livro, minha proposta é que você seja honesto consigo mesmo e que isso reverbere de modo a desconstruir egos frágeis e máscaras de personas rasas como pires.

Olhando de verdade para sua listinha, será que você não é egoísta? Grossa? Fria? Quem é você quando ninguém está vendo?

Não conheço profundamente a obra de Lao-tsé, o *Tao Te Ching*. Mas sei que ele acreditava na simplicidade como a chave para a verdade e a liberdade. Tem um texto chamado *Tao – A sabedoria do silêncio interno* que é possível ouvir nas plataformas on-line. É longo, mas vale cada trecho. Virou um mantra quase que diário pra mim.

"Não se dê demasiada importância, e seja humilde, pois quanto mais se mostra superior, inteligente e prepotente, mais se torna prisioneiro da sua própria imagem e vive num mundo de tensão e ilusões. Seja discreto, preserve a sua vida íntima. Desta forma libertar-se-á da opinião dos outros e terá uma vida tranquila e benevolente, invisível, misteriosa, indefinível, insondável como o TAO." (Lao-tsé)

Hoje tento dar nome aos meus sentimentos: raiva, medo, tristeza, desânimo. É importante ter ciência de si para saber o que fazer com cada coisa. Uma das decisões mais difíceis da minha vida foi a volta para a casa dos meus pais. Sempre sonhei em ter meu canto cheio de coisinhas coloridas e místicas. Meu apartamento era lindo. Mas as dificuldades de estar doente e morar sozinha começaram a pesar. Se eu passava mal, meu pai precisava atravessar a cidade para me resgatar. Minha mãe vivia preocupada com minha alimentação (que de fato não era muito boa porque eu ficava escrevendo e fazendo cursos e esquecia de comer). Com as lesões na cabeça o medo passou a ser uma convulsão ou algo assim, e eu não ter ninguém por perto para me socorrer.

Olhava para os lados, tudo tão minha cara, feito com tanto carinho. Cheguei a sentir raiva, era mais uma coisa que a doença "tiraria de mim". A angústia que não é comum para mim me fez sentar no chão, no meio da sala, fechar os olhos, me conectar ao silêncio e pesar sinceramente os custos e os benefícios da decisão que tomaria. Algumas respirações profundas depois e tudo ficou claro:

– Lar é onde minha alma mora!

Não tinha a ver com a localização, a disposição dos móveis, os livros místicos que meu pai acharia ruins. Eu levaria minha alma para onde fosse e faria do novo espaço meu novo templo de silêncio. Não antes sem um papo sincerão com papai, que passou a vida implicando com práticas religiosas, todas.

Eu disse:

– Vou vender meu apartamento, mas vou refazer meu quarto na casa de vocês. Preciso de um lugar onde possa trabalhar e ter meu canto de meditação, incenso, minhas pedrinhas, meu tambor lakota, minhas tigelas tibetanas. Porque tudo isso me ajuda, é parte do que me conecta ao que é sagrado para mim, que não tem nome nem denominação religiosa, mas me enche de paz. Respeito as doutrinas religiosas de todo mundo e preciso que não se metam na minha não religiosidade.

Minha mãe nem ligava muito, devia estar é gostando. Já meu pai me ouviu em silêncio e apenas respondeu:

– Da porta para dentro do seu quarto você faz o que quiser. Fim de papo.

Viemos, eu e minha alma, habitar um novo silêncio. A arquiteta planejou direitinho e tenho um prazer enorme em estar nesse espaço que conseguiu parecer ainda mais comigo do que o velho apê. Temos medo de mudança, sem considerar que pode ser para melhor. Eu não segrego ninguém. No meu canto de meditação tem buda, Nossa Senhora, bruxinhas, Santa Rita (gosto muito da história dela), pedras, terços, japamalas, cartinhas de sorte, tarô, São Bento e um Oxalá com um coração gigante que fica em frente à minha cama e eu batizei de "G". Bato altos papos em voz alta com ele. Em especial quando vejo coisas grotescas demais acontecendo:

– G, você morreu à toa. Ninguém entendeu nada.

Acho que ele concorda.

Já falei nos meus outros livros que não acredito em entidades únicas e onipotentes, mas gosto de conhecer esses grandes seres que passaram pela Terra. Lendo Jesus direitinho, e adequando o Evangelho ao nosso tempo, tem tanto a aprender. E Buda? Uma frase dele e você fica duas semanas pensando. Tudo bem que às vezes misturo tudo com Santa Teresa de Ávila, Helena Blavatsky e *O Caibalion*. Mas e daí, né, importante é a reflexão que vem depois. No final das contas, está todo mundo falando da mesma coisa e tentando mostrar a brevidade dessa vida e formas de você não ser vítima da própria mente. Somos unidade e a ela voltaremos.

O papo de fé, barganha, promessa, propósito ainda me cansa. É como se nos distanciasse do que é "divino". Dia desses fui a um batizado católico e o enredo parecia bom. Educação, valores, virtudes. Tudo certo. Pensei até que o padre era da hora. Mas aí vem a narrativa segundo a qual quem não é batizado não é filho de Deus. Desmoronam pedaços da minha alma. Por que o homem se acha digno de escolher quem é centelha da totalidade e quem não é? Por causa de um pouquinho de água na cabeça? Por que quem passou por esse ritual merece mais? Um punhado de água na cabeça define quem é digno do reino dos céus ou não?

Rolando o feed do Instagram, deparei com um vídeo do rabino Nilton Bonder falando sobre propósito, tema que de alguma forma me incomoda:

> "O ser humano tem um senso de propósito. Para ele, passar o tempo é uma coisa muito incômoda. Claro que, quando você está cansado, o ócio é fundamental, maravilhoso... mas, para nós, perder 1 hora, uma semana, um mês não é agradável porque a gente tem uma anima, um senso de que a vida tem algum tipo de propósito. Não estou falando aqui como um cara que tem objetivos e tem um propósito. Qual é o propósito? Nem vou indicar para vocês, mas o ser humano precisa dessa sensação de que ele tenha alguma coisa a fazer. Que se você ficar a sua vida toda fazendo as coisas sem alguma anima para fazer é que o tempo vai passar. E isso é um drama para o ser humano. Propósito não como uma ficção de importância ou soberba, mas como uma motivação, um ânimo ou anima, numa certa direção e para certas questões que nos chamam e engajam."

Pronto. Algumas coisas acabam com meu silêncio e lá fui eu mandar e-mail para o rabino. Sempre o admirei muito, desde que li *A alma imoral*, e tanto fiz para conhecê-lo que ele acabou escrevendo o prefácio do meu segundo livro. Escrevi para ele:

> "Acabo de ver um vídeo no seu Instagram falando sobre propósito. Confesso que sempre me afastei um pouco dessa pa-

lavra porque considerava que era só uma forma de justificar fatos da própria história, como 'o câncer é o propósito divino para que eu fosse minimamente melhorzinha enquanto ser humano'. Mas depois do vídeo fiquei pensando: o que será propósito?

Estava confortável em pensar apenas nas escolhas que fiz a partir dos fatos da minha vida. Agora tô aqui divagando se no final tudo isso é só parte de um plano misterioso do Todo... ok, a inquietação momentânea pode ser só fruto da radiação cerebral, mas a finitude me permite até a ousadia de querer ouvir uma resposta de alguém que admiro tanto."

A resposta:

"Faz você muito bem de desconfiar da palavra propósito. É uma palavra-armadilha, como a culpa, a vergonha e o arrependimento... Palavras que podem ser monstruosas se lidas errado... como condições, quando, na verdade, são motivadores, supermotivadores da consciência crítica, que não é mental, mas representa a integração com emoções que nos fazem 'sensíveis'. Então, não é para buscar propósitos, mas desenvolver a certeza que eles existem... motivadores nos fazem dispostos (sempre no limiar de predispostos)."

Saquei.

Não é buscar um propósito, ou se prender a uma armadilha de que você nasceu e todo aquele plano mirabolante já estava traçado para você ser apenas uma peça no Tabuleiro cósmico do seu divino favorito. A motivação é o que nos move, nossa *anima*, nossa alma, o que a faz vibrar.

Eu ter encontrado esse motivador a partir de uma doença que me causa um sofrimento enorme me pareceria sádico se arquitetado por um Deus de amor. Mas, para minha *anima*, meu ânimo e minha alma, eu escolho diariamente o que fazer com esse propósito de motivar, ajudar e, quem sabe, fazer com que a outra pessoa veja uma nova disposição para sua vida.

Seja lá qual for o seu, busque ser a parte que ajuda, que consegue levar um pouco de amor para seu pequeno nicho. Não tenha a pretensão dos superlativos; minha sensação é de que a insatisfação constante nasce dessa quase obsessão de salvar o mundo, de ter mais, de ser o melhor. Observo constantemente artistas e jogadores falando sobre o propósito de vencer, ser o melhor, mudar a vida das pessoas. E vivem a depressão de que é preciso, primeiro, salvar a si. Dinheiro é bom, mas não deveria ser o único motivo de a sua *anima* vibrar. Ou deveria, quem sou eu pra saber o que é propósito pra você.

Minha reflexão com base na escuta de pessoas em fim de vida me diz que quando não buscamos algo que profundamente dê sentido à nossa alma só resta o vazio.

– Ana, a sensação que tenho é que não fiz nada da vida. Só fui fazendo as coisas, deixo nada – comentou uma paciente.

– Fez muita coisa, viveu... me conta uma história inesquecível?

– Minha filha queria pular de paraquedas, mas não queria ir só. Fugi tanto. Acabei indo... Foi horrível, mas ela ficou feliz e eu também. Hoje mesmo falamos disso.

Por que é tão difícil ver a beleza do cotidiano? Para aquela mulher, era como se não tivesse feito ou deixado nada. Mas os olhos brilhavam ao falar da filha.

Aprisionaram o propósito com enredos de sucesso e grandes feitos. Mantenha a alma livre e ela te dirá que talvez o propósito daquele dia normal foi ter dado bom-dia para o motorista do ônibus. Os pequenos milagres que vejo diariamente partem das mais humildes pessoas que escolheram como propósito deixar uma florzinha no interfone do elevador para que o dia de outra pessoa começasse com um sorriso. A vida fica melhor quando vivida em coletividade.

Com meu quarto em ordem e meu silêncio garantido, concluí minha Casa Lavanda em São Francisco Xavier e realizei um de meus "propósitos", "sonhos", minhas "motivações", minha "*anima*" ou simplesmente *bucket list* – como queira chamar. Parecia uma loucura, afinal todos sabem exatamente o tipo de coisa com que convivo. Não posso morar lá, vou pouco por conta da agenda de medicações. "Por que gastar esse dinheiro?", questionaram.

– Porque dinheiro serve pra isso. E a finitude me ensinou que dá para organizar direitinho. Se eu curtir um só dia dessa casa, a conta tá paga.

Deve ser a única casa cor lavanda da região. É a cor da espiritualidade. Vou pra lá e me desconecto do mundo. Parece que nada mais existe e nada mais importa. A primeira vez que sentei no meu deque pra meditar as lágrimas rolaram. Abraçada pela montanha, o tempo parecia infinito.

– Se tudo acabar agora, estou em paz. Vida foda.

Mágicas do silêncio... e, às vezes, ele é assim: desaforado.

"Abre a janela"

TODO DIA ALGUÉM me fala sobre milagre.

Seja para justificar um resultado positivo, me oferecer esperança ou me dizer que, dependendo do meu comportamento, talvez o mereça.

Sempre vi nessa palavra uma beleza perversa, por mais paradoxal que isso pareça.

Explico.

Constantemente deparo com histórias em que o desfecho não foi exatamente o "desejado". Atropelamos os fatos, cegos e incapazes de enxergar todos os milagres colecionados ao longo da jornada, ainda que o mundo perfeito não tenha sido alcançado.

Milagre não é questão de mérito.

Olhamos tanto para os céus em busca de alguma divindade para terceirizar nossas demandas que esquecemos de olhar para dentro e para as misérias que nos impedem de ver o que há de abundante em nossa vida.

O problema não é o silêncio de Deus. É o que exigimos dele.

O dicionário define milagre como "acontecimento inexplicável, formidável, estupendo" e, sendo assim, ele só existe para quem o sente.

Não sei explicar a beleza de um pôr do sol, nem porque sorrio quando a água gostosa cai sobre minha cabeça. Não sei explicar o prazer de um café quentinho nem a satisfação de um abraço apertado cheio de amor. Nem deve haver uma palavra para o que sinto quando, mesmo com as minhas limitações, realizo algum pequeno sonho.

Estupendo não é só um exame zerado, é saber que mesmo que as coisas não saiam como eu gostaria, sempre terei um colo onde descansar minhas dores. Inexplicável é o milagre de compreender que, muitas vezes, não se trata de viver a qualquer custo, mas morrer com dignidade sem deixar histórias mal contadas para trás.

Formidável é a paz de não depender de acontecimento algum para ser alegre. O único milagre que não se realiza é aquele que você não enxerga. Porque, acredite, a vida pode ser extraordinariamente estupenda quando aprendemos a sentir que tudo pode ser milagre.

Qual foi seu milagre de hoje?

Motivação analgésica

"NO BRASIL, NINGUÉM morre de câncer, morre é de dor", diz a Dra. Ana Claudia Quintana Arantes, uma das mais importantes paliativistas do país.

Sabendo que existe um arsenal enorme de medicações analgésicas disponíveis no sistema privado e público, isso sempre me inquietou. Um dos principais obstáculos são os tabus criados em torno do uso de opioides, como se uma dose fosse capaz de levar o levar o paciente ao vício incontrolável. Pior ainda com a morfina, que acreditam ser capaz de acelerar o processo de morte do paciente.

Enquanto nos Estados Unidos e em alguns países da Europa há um uso abusivo e indiscriminado dessas substâncias, em outras partes do mundo, como no Brasil, o acesso e a disponibilização desses medicamentos para quem precisa ainda é muito restrito.

No Brasil, o consumo de opioides, como a morfina, é de 7,8mg por pessoa/ano, uma das menores taxas mundiais. Em países que tratam melhor a dor de seus doentes, esse número fica em torno de 190mg por pessoa/ano para analgesia – quase 25 vezes mais. Os médicos também não foram treinados para prescrever corretamente. Até tremem. Na Casa Paliativa já realizamos várias aulas só falando sobre escalas de dor, para que nossos pacientes também pudessem entender o que sentem, saber se estão sendo medicados de maneira adequada e conversar com seus médicos. É perfeitamente correto dizer, por exemplo:

– Não está legal, doutor. Continuo com dor 7 e preciso de uma analgesia mais potente.

Já acompanhei mudanças incríveis, e essa revolução do conhecimento que tem arrebatado pacientes anda fazendo muita diferença na vida de quem está sob cuidados paliativos, independentemente da fase do tratamento. Deveriam ensinar melhor aos médicos na faculdade, porque os pacientes e familiares andam dando show. Isso é maravilhoso, pois a meta é nunca mais precisar que um paciente ouça que "dor é normal, não tem o que fazer". Porque tem, e muito.

Eu mesma nunca tinha passado da dipirona. Sempre funcionou. Até o dia, já na fase do câncer, em que uma medicação oral causou uma miniúlcera no meu estômago. Cheguei ao PS moribunda, mal conseguia falar de tanta dor. Sentei nas cadeirinhas da espera toda esparramada, de pijama, sem cor, só pensando em quanto tempo aquele sofrimento demoraria. Imagino que fosse uma cena grotesca. E minha mãe santa correndo de um lado para outro com as burocracias do convênio. Sentou-se ao lado, me acolheu dizendo que a senha estava próxima, acalmei um pouco.

Do mais absoluto nada meu celular toca e o identificador mostra que é a curadora do TEDx São Paulo. Um desses eventos que você tem dúvida se sonha em participar ou tem medo. Mundialmente famosas, as palestras TED se propõem a levar para o palco pessoas "desconhecidas" do grande público que têm uma ideia que merece ser espalhada. A curadoria é rigorosa e, até onde sei, não tem preço nem negociação que faça alguém ser "convidado" (espero não estar iludida e que de fato seja assim). O legal (e o mais difícil) é que existe uma limitação de tempo. Condensar sua mensagem em cerca de 18 minutos é um desafio e tanto, mas muitos palestrantes acabaram se consagrando nesses eventos, tornando-se best-sellers e líderes em suas áreas de atuação. Confesso que não vejo aqueles sobre sucesso, carreira e até já passei por uns do tipo que querem te ensinar a esconder as emoções, a ser mais duro, a criar personagens de acordo com a necessidade. Pra mim nem é inspiração, é desconstrução de ser humano. Vê quem quer, né?

Mas tem cada coisa inspiradora que vejo e depois fico horas lendo sobre a pessoa e pensando em quanto ainda tenho a aprender. Algumas breves indicações:

- **Brené Brown**, pesquisadora na Universidade de Houston e estudiosa de temas como vulnerabilidade, coragem e vergonha. O livro *A coragem de ser imperfeito* é um dos mais vendidos em todo o mundo.
- **Candy Chang** é uma artista que transformou uma casa abandonada em um quadro negro gigante com uma única declaração: "Antes de morrer eu quero...". Qualquer passante podia pegar um pedaço de giz e preencher o quadro com suas aspirações, metas e sonhos para o futuro.
- **Amy Purdy**, atleta profissional de snowboard, precisou amputar as duas pernas abaixo do joelho aos 19 anos. Na palestra, mostra como extrair inspiração dos obstáculos da vida.
- **Chimamanda Ngozi Adichie** cresceu escutando, assistindo ou lendo histórias de europeus brancos. Em sua palestra, a escritora nigeriana abordou os perigos de conhecer essa "única história", que pode alimentar preconceitos e ideias culturais equivocadas.
- **Ana Claudia Quintana Arantes** é médica formada pela Faculdade de Medicina da USP e especialista em Cuidados Paliativos pelo Instituto Pallium e pela Universidade de Oxford. No Brasil, é uma das precursoras na prática, divulgação e ensino de Cuidados Paliativos. O TEDx que fez deu origem

ao livro *A morte é um dia que vale a pena viver*, best-seller no Brasil e disponível em vários idiomas em todo o mundo.

Sim, eu já havia pensado que talvez tivesse criado algo que merecesse ser compartilhado: uma nova forma de olhar para esse estágio da doença que é absolutamente ignorado. A revista *Veja* certa vez publicou uma foto minha enorme e uma entrevista com o título "Não sou invisível". Era como me sentia. Era como sentia que os pacientes "sem cura" se sentiam. E dá-lhe negligência onde só há espaço para o sucesso. Funciona assim: grande parte das drogas e inovações científicas são testadas justamente nos pacientes sem possibilidade de cura, como se fosse um "último" recurso. Aí depois avaliam se pode beneficiar pessoas em outros estágios da doença. Muitos pacientes em cuidados paliativos já se beneficiaram, lógico. Mas penso que essas inovações deveriam vir junto com "vamos cuidar integralmente de você".

Eu não queria ser a menina que jogam no final do corredor quando "não tem mais jeito". Sempre optei por receber paralelamente as terapias oncológicas e os cuidados paliativos. Às vezes, paliar tem mais eficácia. Já parei o tratamento oncológico algumas vezes por precisar de um tempo. É tudo questão de conversar. E acho que minha grande ideia foi mostrar para esse povo que mesmo sem cura biológica, tem muito a ser feito nessa vida.

O fato é que em dois segundos meu cérebro entrou em órbita, me sentei digna, coloquei o fone, cruzei as pernas e mandei aquele sonoro e pleno:

– Alô!

O susto da minha mãe foi tanto que ela disse:

– Ressuscitou!

Fique registrado, ligação do TEDx São Paulo ressuscita. E eu nunca vou esquecer a cena.

– Oi, Ana, que prazer falar com você, estou terminando de ler seu livro. Queria te convidar pra ser uma das *speakers* [palestrantes] do TEDx São Paulo. Tema livre, você me diz. O que acha?

– Acho que tô nervosa e feliz com o convite. Aceito, claro.

– Te passo todas as coordenadas por e-mail, então. Um beijo, querida.

– Outro.

Ligação breve. Minha mãe espantada. Chamam minha senha. Já nem lembrava mais da dor. Entrei eufórica no consultório do plantonista e ele perguntou o que eu estava sentindo:

– Nem sei mais doutor. Tava com uma dor infernal e acabo de ser convidada pra fazer um TEDx. Sei lá. Muito louca minha vida.

– E o que é TEDx? – perguntou o médico.

– Um negócio muito importante.

– Ela está com uma miniúlcera causada pelo uso de Xeloda, sem comer e com muita dor, dipirona não funcionou em casa. – Ainda bem que minha mãe sabe das coisas.

– Vamos fazer tramal e reavaliar.

Fui para a salinha de medicação, colocaram o tramal e nada. Nem cócegas. A dor voltou com força total, esqueci TEDx, propósito, salvar os paliativos do mundo e só me contorcia na cadeira da enfermaria. Sem conhecer meu prontuário e o fato de que eu nunca havia tomado morfina na vida, o plantonista prescreveu logo 10mg na veia. O que, para uma virgem, pode ser bem forte.

– O que é isso aí, moço? – perguntei sem esperança.

– Morfina, agora você fica boazinha – respondeu o enfermeiro com um sorrisinho de canto de boca.

– Pois então pode mandar essa magia aí que eu não aguento mais sentir dor.

Pausa no mundo.

***

O remédio ia entrando e a vida ia ficando tão bonita. Tudo em 3-D. Olhei para o enfermeiro, um homem negro alto e fortão com sorriso branco que reluzia. Eu via tudo borrado, mas achava lindo.

– Moço, você é tão bonito. Você é um ser bonito demais – ele ria, agradecendo.

E então meu corpo inteiro preenchido de leveza só me fazia repetir e pensar (acho que em voz alta): "Meu Deus, como é bom morar no meu corpo, olha como ele é confortável, cabe tudinho nele. Minha alma escolheu a nave certa, mesmo com defeito, porque meu corpo é muito gostoso."

Fiquei nessa. E dizia a todas as pessoas que cruzavam meu caminho:

– Você é um ser muito bonito!

Minha mãe passou o boletim da amorosidade analgésica para o médico e fomos embora. Não sei como. Um tipo de teletransporte mágico que me levou exatamente para a minha cama, onde vivi mais uma experiência de transcendência analgésica.

"Meu Deus do céu, minha cama encaixa certinho meu corpo, que encaixa a minha alma. Ela nos abraça, é lindo demais."

E se fecho os olhos sinto tudo de novo.

Num lapso breve de consciência, lembrei que minha médica estava sem notícias havia horas. Pedi para minha mãe ligar.

– Nossa, deram uma dose muito alta para ela, que nunca tomou morfina. Vai ficar chapadona até amanhã. Depois mando as prescrições adequadas.

Acordei sem dor, ajustamos as doses das medicações e ri por horas pensando na cara das pessoas ao ouvir que eram seres lindos.

Não sei explicar, mas não falava de beleza externa. Só achava que as pessoas eram lindas. Experiência única, claro. Às vezes preciso de morfina, mas as doses são sempre muito bem ajustadas para cumprir o objetivo.

O que talvez você não saiba é que na escala de opioides a morfina não é a droga mais forte. Mas esse tabu está bem vivo.

Enquanto cuidava do pai em fase final de vida, meu amigo Tom viveu uma experiência interessante. Percebeu que havia ali um sofrimento físico nítido e chamou a enfermagem. Já conhecia bem cuidados paliativos e estava praticamente conduzindo a equipe amadora que os atendia.

– Precisa de mais resgate de morfina, ele está com dor – pediu. "Resgate de morfina" é o jargão para uma nova dose quando a anterior não foi suficiente.

– Não! Acabamos de dar – afirmou o enfermeiro.

– E daí? Tá com medo que ele morra ou vicie?

Assim acontece nos hospitais por aí. Gente sofrendo no fim da vida porque a família ou mesmo os profissionais têm medo de tirar a dor do paciente. Faz algum sentido? Não estou falando de sedação paliativa, que é outra conversa. Na escala de analgesia, o objetivo da sedação paliativa é rebaixar a consciência do paciente para que ele não sofra com todas as falências que estão acontecendo em seu organismo. Desejo profundamente que você tenha quem te ampare, ou ampare seu familiar nesse momento. Não tenha medo. É uma decisão de amor. Fale sobre isso com o paciente antes. Um paliativista é capaz de mapear e comunicar ao paciente e a seus familiares todos os cenários possíveis para que qualquer decisão traga paz, ainda que seja necessária alguma abordagem invasiva.

Cuidado Paliativo não é a arte de suspender tratamento, mas de trazer dignidade para tempos difíceis. Aqui vai um dado pra você pensar: apenas duas em cada dez pessoas vão morrer de repente. As demais, se pretendem envelhecer com qualidade de vida, acho bacana começar determinadas coisas agorinha mesmo. Que tal tentar envelhecer com saúde, não só com estética? A cara esticada não vai prolongar sua vida, mas pode ser que mudar algum hábito tóxico a prolongue. Talvez aconteça uma doença. Talvez a perda de autonomia. Talvez precise de fralda, cuidador e muitas medicações. Talvez você chegue aos 95 lúcido e ativo. Não dá para saber com antecedência.

Dia desses vi uma senhora cantando feliz músicas de sua juventude em espanhol e eu lá admirando: *Nossa, se eu chegar aos 45 lembrando o nome das pessoas já vai ser lindo demais.* Realidade dos fatos, depois de tanta radioterapia, talvez eu me torne uma senhorinha um pouco antes da maioria. Tudo bem, de certa forma me preparo para isso e coloco meu cérebro pra funcionar. Todos os meus livros foram escritos após ter feito radioterapia, então acho que estou indo bem.

Entre as coisas para pensar sobre longevidade, inclua não ter medo de viver sem dor. Tem gente que se apega tanto que nem se reconhece sem ela. Morfina não mata nem é a medicação mais forte, e só vicia em casos de pessoas já com algum tipo de propensão à adição ou com doses mal prescritas. Existe uma escala de analgesia com vários outros tipos de drogas, e para cada dor (e não me refiro apenas à dor física), para cada paciente, para cada histórico existe um tratamento.

Considere a *Cannabis*, que está cada vez mais acessível e se mostra eficiente. Tentei recentemente usar a tintura para tratar o enjoo, mas não teve jeito. Quem leu meu livro anterior vai lembrar da minha sensibilidade ao composto. Não foi diferente dessa vez. Duas gotas e eu já ouvia as pessoas longe, o mundo devagar. Lesadona. Odeio essa sensação. Mas é uma reação pessoal, e muitos pacientes obtêm benefícios significativos com o uso da *Cannabis*. Preparamos uma aula sobre isso na Casa Paliativa e ainda hoje é uma das mais vistas, principalmente por aqueles que olhavam com desconfiança para a substância. Vale a pena aprender e se abrir para uma vida sem os desconfortos que podem acompanhar doenças graves.

Na manhã seguinte ao encontro perfeito entre meu corpo e minha cama eu só conseguia rir. E achei legal lembrar que minha alma dizia que, apesar de tudo, gostava de morar no meu corpo. Bem poético. O tour reflexão só foi interrompido pelo chamado da ressurreição:

– Será que o negócio do TEDx foi real?

Já sem dor, acordada, olhei o celular. Vi que tinha mesmo recebido a ligação e já havia um e-mail com várias orientações na minha caixa de mensagens. Faltavam algumas semanas. Sabia que seria importante, mas minha primeira decisão foi não ensaiar nada. Na real, acho que nunca ensaiei nada. No máximo me preparo quando vou dar aulas em ligas e cursos, para trazer um pouco mais de dados e não apenas histórias. Mas era o TEDx, né. Nem contei pra ninguém. Na semana em que saiu a comunicação oficial, não dava mais para fugir da pauta e o tal do "sobre o que você vai falar?"

– Não sei! Na hora eu penso.

Parecia uma loucura, mas foi o que decidi.

No dia, me coloquei no centro do tapete vermelho em formato de círculo, respirei três vezes, pensei: *Que eu diga apenas o que precisa ser ouvido*. E falei por 18 minutos sobre vulnerabilidade, cuidados paliativos e finitude. Se impactou pelo menos alguém, a missão tá cumprida.

Um momento de propósito é analgésico e até ressuscita.

Pra ser sincera

PRA SER SINCERA, ter câncer também cansa. Adoraria dizer que "não aceito" e devolvê-lo na loja mais próxima. Mas não é possível.

Pra ser sincera, às vezes repasso mentalmente as insanidades que já vivi em mais de uma década de tratamento. Me admiro comigo, ainda que não saiba explicar como é que "ainda tô aqui, rindo disso tudo".

Pra ser sincera, queria ficar um mês sem ser furada, examinada, medicada. Não ter compromissos em hospitais, laboratórios, clínicas. Não me preocupar se qualquer dorzinha nova foi causada por alguma atividade cotidiana ou progressão da doença. Mas não posso.

Pra ser sincera, seria legal reclamar do clima, da celulite, do chefe chato, da birra das crianças, dos dramas românticos. Mas não dá tempo... Segunda já tem químio.

Pra ser sincera, eu, que me dedico apaixonadamente a ser ombros e ouvidos, às vezes preciso mesmo é de colo.

Pra ser sincera, os momentos mais silenciosos só querem dizer que estou expressando minha profunda humanidade. Nem sempre tenho vontade de dar detalhes e lidar com curiosidades, ainda que seja das pessoas próximas. É exaustivo demais falar de tamanho de nódulo e nome de quimioterapia.

É que, pra ser sincera, embora lide muito bem com a realidade dos fatos, não significa que esse caminho seja totalmente leve...

Como sempre digo: de tédio eu não morro.

> *"Morrer de vez em quando
> É a única coisa que me acalma."*
>
> Paulo Leminski

*Talvez fé
seja entender que essa
é sua vida e você precisa
vivê-la da melhor forma possível.*

Rito de passagem

TEM UMA HISTÓRIA simbólica para mim que diz muito até sobre os motivos pelos quais adotei as reflexões sobre a finitude como estilo de vida. Tinha sido diagnosticada havia pouco tempo, estava careca, com lencinho na cabeça e aí uma amiga falou:

– Acho que você está muito quieta em casa. Vou passar aí e a gente vai ao cinema.

Fomos.

Primeiro que minha aparência já causa aquele estranhamento. Parece que viro um Avatar quando estou entrando em determinados locais públicos. Aqueles olhares quase constrangidos, curiosos. Era a primeira vez que eu perdia os cabelos, então ainda estava aprendendo a lidar com os olhares. Me sentei na minha poltrona e na fileira atrás tinha um grupo de jovens adolescentes. Dava até para sentir a curiosidade com meu lenço e a máscara, que não era comum na época. Fingi que não era comigo e aí, para minha sorte ou azar (você que vai interpretar), começou a passar o trailer de um filme justamente sobre uma menina que tinha câncer. A amiga já me olhou inconformada.

– Caramba, né, amiga? A gente sai de casa para parar de pensar em câncer, chega aqui e o trailer é o quê?

Só rindo.

A garotada na fileira de trás parecia nem se mexer, e olha que no início estavam superagitados. E aí, para completar de vez o show, o título do filme: *Eu, você e a garota que vai morrer.*

O constrangimento dos adolescentes atrás de nós chegava a ser palpável.

– Aí ó, é tu! Teu filme – sacaneou a amiga, que já sabia que eu não ligava para determinadas brincadeiras.

Desde então, em algumas palestras, seja para chocar, seja para nos colocar na mesma página, eu insiro na apresentação: "E eu sou a garota que vai morrer."

É quase sufocante o espaço que uma frase tão óbvia dita em voz alta ocupa.

Onde ela reverbera em você?

Ela cabe só a mim que estou doente?

De certa forma, estamos sempre fingindo que a mortalidade só pertence ao outro e, dessa forma, perdemos grandes oportunidades de refletir efetivamente sobre o que essa caminhada para a finitude significa. Se você chegou até aqui, fica o desafio. Apenas declare em voz alta, nem que seja só para você. Esparrame essa verdade inescapável e observe de que forma seu corpo e sua mente reagem. Tem algo de doloroso e libertador.

E muita coisa pode mudar em você depois disso.

Coragem:

"Meu nome é _____ e eu sou um(a) garoto(a) que vai morrer!"

"É só fazer essa dieta aqui"

A VIZINHA (PORTADORA DE LÚPUS, doença autoimune e incurável) encontra minha mãe no elevador e logo pergunta:
– Como está sua filha?
– Bem, dentro do possível. Fazendo o tratamento.
– Ela deveria fazer a dieta tal. Ficaria curada rapidinho.
– Pois é, ela já fez várias dessas dietas aí. Ficou foi pior.
– Entendi. Boa noite.
Minha mãe chega consternada em casa.
– A vontade era responder: e por que você está doente ainda?
– Pois deveria ter respondido! Dado a ela a oportunidade de refletir e não falar sobre o que não sabe.
Esse assunto sempre me faz sentir um pouco de raiva.
Acho impressionante a quantidade de receitas e pílulas de vento que curam todos os tipos de câncer. Mais impressionante ainda que tamanha genialidade adquirida no vídeo de 3 minutos do Facebook seja mais efetiva do que todo o arsenal científico pesquisado à exaustão. Sei que a vontade é oferecer uma solução prática. Mas esse tipo de dica vem com a mensagem subliminar de que o paciente está doente porque quer.
É comum passarmos por alguns constrangimentos. Recebi certa vez uma garrafada preparada por freiras que cultivam umas ervas que curam todo tipo de doença. Não tive a opção de recusar. E o cheiro do líquido aumentava minha náusea. *E se isso interagir com as medicações?*, eu pensava. Não tive coragem, mas

era cobrada diariamente se já tinha tomado a dose do dia. Eu revezava a mentira com a desculpa esfarrapada, até que cansei da cobrança e fui honesta sobre o medo de uma interação prejudicar o tratamento. A reação, claro, foi o sermão sobre a indústria farmacêutica e que a escolha era minha. O paciente sempre sai culpado das histórias, de um jeito ou de outro. Ainda que tomasse o líquido, se dissesse que a doença progrediu, o sermão seria sobre querer ficar bem, confiar e tomar nos horários corretos.

A intenção é boa, eu sei. Mas veja o que essa necessidade de ser o salvador e detentor da cura diz sobre você. Simplificar o câncer é como invalidar a dor do paciente diante de algo que ele não controla de jeito nenhum.

Ofereça a receita do apoio. Essa, sim, funciona mais do que a carne de cascavel que queriam me enviar dia desses.

É frágil
Teu corpo, tua tentativa de controle,
teu tempo, tua vida.

E isso já deveria simplificar tudo.

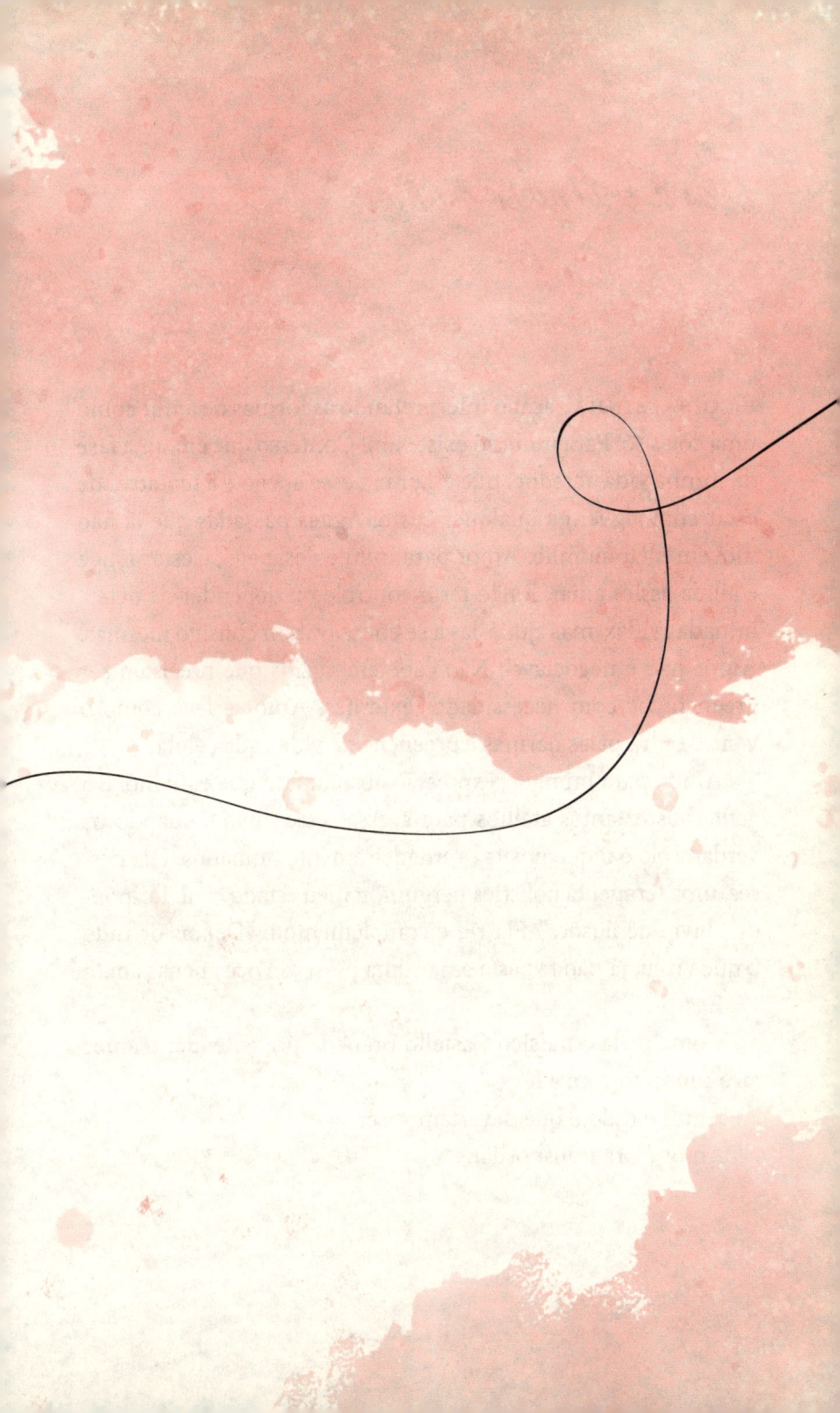

Para entender o amor

é coisa minha, acabo interpretando as formas de amor como uma coisa só. Para mim, só existe um. Confesso que em uma fase da minha vida acreditei que amor era esse apego e a tentativa de estar com alguém a qualquer custo. Águas passadas que já não movem meu moinho. Amor para mim é desapego, é estar longe e ainda assim amar. É não ter o controle ou depender de determinadas vidas, mas ajudá-las a se encontrarem consigo mesmas. Amor não é negociável. Não cabe em vazios que precisam ser preenchidos com necessidades externas. Amor é leve como o vento. Entra pelas narinas e preenche de vida cada célula.

Amor, para mim, é a expressão absoluta do que é divino. E a gente busca tantos atalhos para acessar esse divino, quando na verdade ele é o que nos faz verdadeiramente humanos. Dia desses, uma terapeuta holística perguntou meu estado civil. Respondi: "Livre de ilusões". Ela riu e complementou: "Depois de tudo o que viveu, já não te basta amar uma pessoa. Você apenas ama."

É isso.

Como diria o músico Castello Branco, "pra entender o amor faça um trato com a fé".

Amor é tudo o que deveríamos ser.

Amor é pra transbordar.

Esvaziando a bagagem

TENHO UMA AMIGA terapeuta que nasceu para o ofício de transformar psicologia em filosofia, em misticismo, em ouvidos e espaço. No auge da pandemia se dedicou a acolher os profissionais que estavam na linha de frente do pesadelo. Enlutados, em burnout, sem saber por onde recomeçar. É bonito ver gente que silenciosamente ouve sua alma e sabe que o sentido de tudo isso também passa pelo desejo de ser fonte de luz quando a dor incapacita a visão. Para minha sorte, Flavia veio parar na Casa Paliativa como voluntária e já de cara deu uma aula para os pacientes intitulada "Imunidade Essencial". Foi hipnotizante. De maneira geral ela buscava mostrar que dentro de todos nós existe um espaço sagrado e inviolável onde doença alguma chega. É lá onde reside a cura.

Não é contraditório?

Quase a totalidade dos pacientes que interagem on-line ou pessoalmente comigo repetem esta mesma fala:

– Eu quero viver. Quero mais tempo com minha família, tenho muita coisa pra fazer ainda.

– Mas você está vivo e o tempo é imprevisível demais para a gente tentar controlar. Faça as coisas enquanto caminha.

– Mas tem a doença, tem os efeitos colaterais, tem os exames...

A gente sempre tem na ponta da língua o desejo por viver mais. Ao mesmo tempo, repudiamos e desprezamos parte do que chamamos de vida.

A gente fala em viver, mas não quer a vida como ela é.

Como concilia? Deixa de viver então, uma vez que o pacote vida não está perfeito?

Certa vez li que só quem tem tudo pronto para partir é livre para permanecer. Foi a imunidade essencial que busquei. Quando realmente nos libertamos, no sentido de parar de negar, odiar, ter raiva de aspectos de nossa vida, de relações e mortalidade, talvez sejamos capazes de abrir espaço para efetivamente viver, e não me refiro a tempo.

Rejeitar a vida, ofendê-la, só diz que não estamos aptos a permanecer e pertencer a ela. Acho que até a vida cansa de ser maltratada.

Já deparei com realidades tão absurdas de dor e miséria que redimensiono as coisas. Em uma reportagem, conheci mulheres que viviam da quebra e lavação de pedras em busca de esmeraldas. Trabalho que passava de mãe para filha, diziam orgulhosas enquanto mergulhavam a mão no barro cinza misturado com pedregulhos. Para além do debate sobre mineração, o que chamou minha atenção foi a alegria com a qual mostravam todos os bens adquiridos com o trabalho que iniciava às seis da manhã. A casa repleta de infiltrações, móveis quebrados, nenhum eletrodoméstico e, nos dias de sorte, as refeições possíveis.

– Acho minha casa uma mansão. A TV é de segunda mão, mas conquistei tudo com esse trabalho. Sou muito feliz aqui – me disse uma dessas mulheres, com um sorriso sincero no rosto manchado e envelhecido pelas horas debaixo do sol, sem qualquer proteção.

Isso acontece todos os dias e em todos os lugares. Pessoas que acordam com o objetivo de viver aquele dia, seja como for. A vontade, assim como o propósito, deve ocupar mais espaço do que a cama farta que é maldizer a vida que temos. Não tem a ver com conformismo, é justamente o contrário. Talvez você precise curar essa crença de que sua vontade reside em controle e no sucesso material que planejou para si. Quem quer viver apenas vive. Quem quer menos peso alivia as bagagens da raiva, do apego, da mágoa, do orgulho e de tudo aquilo que o deixa mais doente do que a doença em si. Ainda que esse alívio só seja possível diante do muro da finitude.

Sejamos mais compassivos com o que não é perfeito. E inteiros na arte de usufruir esse tempo da forma como ele se entrega a nós.

Não é fácil. Mas a sensação de soltar as rédeas e poder dizer "Estou à disposição" pode ser a chave da libertação que tanto desejamos.

Com a bagagem leve, permaneça.

Advérbio

VIVENDO O AGORA. Único tempo possível.

Pretéritos e futuros são apenas tentativas vãs de controlar um tempo que não existe.

Ao conjugar o agora, tornei-me verbo.

O agora está (tempo impermanente).

O agora é (tempo inteiro).

Uma vida que caminha em tapetes tecidos pelo agora. Um após o outro.

Ao encontrar outros agoras, costuras se entrelaçam.

Ou não vês que tua presença modifica o agora do outro?

(Tua ausência também.)

A geografia não comporta o agora.

Meu tempo é o mesmo que o teu. Nem sempre com a mesma presença.

Tememos não haver um agora. Ao mesmo tempo que fugimos dele...

Um dia, o agora se desfaz.

Despidos da ilusão do deus tempo encontramos o deus eterno.

E tudo se revela: agora, ainda que inteiro, limitava um tempo que nasceu pra pertencer ao infinito.

Somos agora.

Sem pressa...

Queda livre

NUNCA ACREDITEI EM Papai Noel, até porque sempre fui curiosa demais para sentir paz sabendo que um cara barbado ia chegar num veículo voador puxado por cavalos com chifres. Muitas informações para eu ignorar. De qualquer forma, eu aproveitava a data para realizar meus pequenos desejos. O mais inesquecível foi ganhar a bicicletinha Ceci Rosa com cestinha. Em minha mente ela me levaria para conhecer o mundo todo, ainda que isso se limitasse ao meu quintal e parte da rua sob supervisão. Fiquei um tempão usando as rodinhas de apoio. Mas vi que as amigas estavam perdendo o medo e, para não ficar pra trás, pedi ajuda a um dos meninos mais velhos, que nitidamente estava mais interessado em rir da minha cara do que em me ensinar a andar sem as rodinhas.

Para chegar à quadra da minha rua era preciso passar por uma ladeira. Todo dia eu via um carrinho de rolimã descendo e se arrebentando, para a alegria da galera. Inicialmente sugeri andar na rua plana, então meu professor tirou as rodinhas, segurou a garupa e foi me acompanhando enquanto eu dava as primeiras pedaladas tortas que rapidamente me levaram ao chão. Na terceira tentativa o menino perdeu a paciência e sugeriu:

– Melhor descer a ladeira para melhorar esse equilíbrio. Na descida, você não vai precisar pedalar.

Fez todo sentido pra mim. Mas combinamos que eu desceria apenas o finalzinho da ladeira e ele não soltaria a garupa. Ele prometeu e lá fui eu, destemida, com minha Ceci rosa de cestinha ladeira acima. Cogitei desistir. Meu coração parecia que ia sair pela boca, ainda mais porque a cena atraiu plateia. Chegando lá no alto, subi na Ceci, me certifiquei de que o menino estava segurando a garupa e automaticamente coloquei os pés no pedal. Isso fez a bicicleta começar a descer, deixando o amigo para trás. Deve ter sido uma cena grotesca, eu toda torta, gritando, sem conseguir pedalar, ladeira abaixo. Como prêmio pela presepada, um banho de Merthiolate. Levei um tempo para me recuperar do trauma. Recoloquei as rodinhas de apoio e desencanei, mesmo sabendo que na minha idade aquilo era considerado um grande fracasso.

Demorou um tempo até eu finalmente tirar as rodinhas. E a decisão foi minha, ao perceber que em alguns trechos da rua conseguia me equilibrar ainda que as rodinhas desencontrassem do chão. Mas bicicleta nunca foi minha atividade favorita. Assim como os patins Rollerblade: nessa fase, eu me animava mais com os encontros de paquera nas pistas de roller do que com a patinação em si.

Quando o assunto é meio de transporte, meu negócio, preciso admitir, é carro. Tenho paixão por dirigir, algo que faço com maestria e prazer. Sempre me orgulhei de ser prudente ao volante e fazer balizas de deixar os marmanjos de queixo caído. Uma vez, estacionando em uma vaga milimétrica próxima a um laboratório, um bando de caras na calçada só observava e, em vez de ajudar, diziam que não caberia; melhor desistir. Eu tinha certeza de que cabia, e ainda sobraria espaço para o motorista do carro de trás sair depois. Em quatro manobras estacionei e desci plena. Os desocupados aplaudiram e eu ri de quanto homem ainda se ilude pensando que inventou a roda. A estrada para São Francisco Xavier é linda, segura e o trecho não asfaltado é meu favorito. Uma aventura em meio à mata fechada e ao som de cachoeiras. Sinto como se atravessasse um portal.

A ironia da vida é que seria um sonho de *bucket list* dar umas pedaladas por aí, hoje, agora. Apenas sentar no selim e andar sem rumo, sentindo cada pedalada movimentando uma cadeia de músculos do meu corpo. Mas, neste exato momento em que escrevo, tudo parece mais distante. Estou sentada na minha cama, recostada em uma daquelas almofadas ortopédicas triangulares com espuma amarela conhecidas como "casca de ovo". Meus braços estão sobre um apoio estrategicamente posicionado para que eu seja capaz de digitar sem dificuldade. Levanto os olhos da tela e observo o atual cenário do meu quarto. Se foram os tapetes e as almofadas de meditação. Parte do meu cantinho sagrado de silêncio e estudos agora está guardado em caixas em outro cômodo da casa. Ao meu lado, uma cadeira de rodas e um andador com dois suportes fixos e duas rodas presas para me oferecer mais firmeza. Encostada no cantinho da parede, a Alice me observa esperando o momento em que voltará a ser utilizada. A fase atual requer rodinhas.

Quando tive alta após a experiência que narrei no início deste livro, os médicos concluíram que eu precisava apenas de tempo para recuperar e desintoxicar a medula, portanto daria para fazer uma pequena pausa. Mas meu corpo já não era o mesmo. O peso nas pernas se intensificara e até levantar da cama virou uma maratona de esgotar as forças e o fôlego. Resultado da internação longa? Maior perda de massa muscular? Pulmão querendo me revelar alguma novidade?

Eu não sabia, mas tinha algo errado.

Quarenta e oito horas depois de sair do hospital, acordei para tomar as medicações e já foi difícil engolir o café da manhã. Decidi tomar um banho esperando me sentir revigorada. Ainda conseguia tomar banho em pé, com cuidado redobrado, mas logo as pernas foram ficando bambas, gritei por ajuda e minha mãe me levou cambaleante e sem fôlego de volta para a cama.

Avisei a médica que imediatamente pediu para medir a saturação, ou seja, a quantidade de oxigênio no sangue, um indicador primordial. Num primeiro momento olhei e estava 99, com uma frequência cardíaca mais elevada; tudo certo, pois o máximo é 100. Mas ela logo adivinhou que eu medira com o aparelho de cabeça para baixo. Estava saturando 66, o que era gravíssimo, e nunca fora tão urgente chegar ao pronto-socorro. No caminho abri o vidro do carro. Queria vento no rosto porque a sensação era de estar sufocando.

Não lembro quem me tirou do carro. Não me lembro da triagem nem de dar entrada na UTI, mas soube que em segundos arrancaram minha roupa, me colocaram numa maca, tiraram minha mãe da sala e começaram a bombear oxigênio em uma máscara. Apaguei.

Quando acordei estava com cateter de oxigênio, eletrodos pelo corpo, avental hospitalar e fralda.

Respirar!

Você nem é capaz de imaginar que isso é tudo o que importa até o momento em que parece que o ar some.

O invisível que nos mantém vivos.

O "nada" que nos capacita a estar aqui, agora, diante destas palavras.

Vem a enfermeira:

– Que susto, hein, mocinha!

– Nem sei o que tá acontecendo! Cadê minha mãe?

– Aqui é a UTI de suspeitas de covid-19. Vamos aguardar os seus resultados. Se precisar de ajuda é só chamar.

Covid-19? Ah, pronto. Era só o que me faltava. Acho que deveria haver um acordo de que quem tem câncer fica isento de outras doenças, mas a verdade é que a gente fica é mais exposto.

– Preciso fazer xixi.
– É só fazer, você está de fralda. Ou prefere a comadre?
– Não. Mas vou me sentir fazendo xixi nas calças, que agonia.
– Manda ver. Não segura.

A sensação de alívio não compensa a estranheza de se sentir literalmente mijada. Senti que aquele momento era um *déjà-vu* da bicicletinha desgovernada ladeira abaixo. Os resultados saíram rápido, não era covid-19, mas eu permaneceria internada para investigar o que estava acontecendo. E lá fui eu de volta ao 7º andar do hospital, aguardar respostas. Dessa vez ninguém decretou minha morte nem foi esquisito comigo. Mas eu precisava de ajuda para absolutamente tudo, levantar, andar, ir ao banheiro, me erguer do vaso, tomar banho sentada, me vestir... Era meu primeiro contato com a perda da autonomia.

Segundo o dicionário Michaelis
Autonomia; sf
1 Capacidade de autogovernar-se, de dirigir-se por suas próprias leis ou vontade própria; soberania.

Tá, no fundo, no fundo a gente ignora determinadas coisas, e não falo só dos pacientes graves com doenças degenerativas. Na hipótese de viver bastante tempo, talvez você tenha que lidar com fraldas, dependência e banhos sem privacidade. Espero que tenha quem cuide de você. Minha mãe é uma verdadeira heroína de força e paciência.

– Vou sair dessa, mãe, juro. Fazer fisioterapia, recuperar a força – eu dizia quase como quem pede perdão pela demanda tão pesada que ela assumira.
– Tem é que pensar em sair bem desse hospital. – Mãe raciocina diferente.

※ ※ ※

Já estava internada fazia uma semana quando acordei e, com muito custo, consegui me sentar para tomar café da manhã. Eu me sentia especialmente fraca aquele dia. Quando fui segurar o copinho para minha mãe colocar o café, minhas mãos tremiam de forma incontrolável. Nos olhamos assustadas. Parei. Respirei. Tentei de novo segurar o copo e nada. Estiquei os braços e seguiam trêmulos. As lágrimas começaram a correr, nem mesmo digitar na tela do celular era possível. Minha mãe, silenciosa e tentando manter uma calma aparente, passou a manteiga no pão, colocou o café e me alimentou, apesar do meu choro e do meu desespero.

Enquanto aguardava a equipe de neurologia, liguei o computador, o que só serviu mesmo para aumentar a preocupação. Era impossível digitar. A mão esquerda paralisava e a direita não parava de tremer. Precisava redigir um texto breve e tive que ditá-lo para minha mãe, cuja principal dificuldade na vida é entender o funcionamento de tecnologias.

– Como é que vai ser agora? Uma escritora, uma pessoa que dá aula e não consegue digitar uma palavra? Além de tudo minha voz também está trêmula. E não consigo nem assinar meu nome. Acabou-se! – Eu sabia que era algo neurológico. Era a primeira vez que tinha sintomas tão debilitantes e o ânimo parecia querer sumir de mim.

Já estava escrevendo partes deste livro na ocasião e de alguma forma o compromisso comigo mesma me fez pensar que o entregaria nem que tivesse que digitar letra por letra com um dedo só.

O neurologista encheu minha cabeça de eletrodos e não encontrou nada. Nos testes clínicos era nítido o tremor, mas ele não parecia assustado e mencionou que eu tinha força e equilíbrio. Já a ressonância mostrou uma mielite na medula espinhal na altura da cervical. Pode ter sido consequência da medicação intratecal que eu tinha recebido, sequela da radioterapia ou mesmo um edema causado pelo câncer que se alojara nessa região sensível.

– Tem jeito, doutor? Nem sei quem sou sem escrever.

– Tem, sim. Vamos fazer um teste com Rivotril e acredito que já melhore. Amanhã passo pra te ver.

– Mas eu não tô ansiosa, nunca tomei esses remédios, vou ficar aqui chapadona?

– O Rivotril tem outras funções, é possível que uma dose apenas te ajude no tremor.

Mais um tabu se desmanchando na minha frente. O uso de reguladores de humor, antidepressivos e afins se tornou algo tão banal e prescrito de maneira incorreta que sempre tive medo do contato com determinadas substâncias. Mas, diante dos fatos novos, recebi o copinho da assistente do neurologista e tomei, caladinha, humilde e curiosa.

– Vamos começar com quatro gotas e ver como você fica.

Acho que estava tão tensa com tudo aquilo que dormi por algumas horas. Acordei perto do horário da janta. Não conseguia usar os talheres e precisava do apoio da minha mãe para segurar o copo descartável. A esperança só não foi embora porque notei que, ao esticar os braços, o tremor geral havia diminuído. Na manhã seguinte, após o relato, decidiram manter as quatro gotas pela manhã e quatro à noite. Acabei despertando no meio da madrugada e, para minha surpresa, consegui digitar devagar algumas palavras no celular. Um alívio anestésico que me fez dormir até 9h da manhã. Passei a manteiga no pão, ainda um pouco trêmula, mas com tanta satisfação que até esqueci do desafio que era segurar um copo descartável. Dose ajustada, medicações específicas para lidar com a inflamação e nova alta autorizada. Mas eu estava ciente de que era só o começo da história.

De volta para casa, veio a necessidade de me adaptar à nova realidade, que incluía cadeira de rodas, andador, assento alto de vaso sanitário, cadeira para banho e dependência. Tudo em doses homeopáticas. A cadeira de rodas eu aceitei mais rápido, mesmo porque era impossível sem ela e eu não queria passar o dia inteiro deitada. A fisioterapeuta insistiu em um andador, e logo eu pensava nos velhinhos empurrando a estrutura metálica.

– Vai te ajudar a ter mais autonomia e fortalecer as pernas. Não é o objetivo? – dizia, sem entender por que eu tinha recusado o objeto como se fosse motivo de vergonha.

Meu pai não quis nem terminar de ouvir. Já me colocou no carro e fomos em busca do andador.

A gente cria muitos fantasmas na nossa mente. Como na infância, era como se eu fracassasse. O problema de ter me tornado "fonte de inspiração" é que muitos ainda me olham como se eu fosse imune a determinados acontecimentos que sinalizam a evolução da doença. Nunca escondi nada. Nunca prometi imortalidade nem que as coisas seriam fáceis, muito pelo contrário. Desde o início queria mostrar a real de lidar com uma doença como o câncer. Mostrar que, ao longo do tempo, a pessoa passa por declínios, seja pela progressão da doença ou por sequelas dos tratamentos.

– Agora você vai respirar fundo, afastar o medo, ver a situação como normal para o momento atual da doença, contar sua experiência, incentivar outras pessoas que possam estar passando pela mesma coisa. Tá olhando para o lado errado, AnaMi – provocou a terapeuta.

A primeira vez que pude ir até o banheiro sozinha com o andador, me sentar no vaso, levantar e voltar para a cama foi uma tentativa de recuperar um pouco da dignidade que eu sentia que havia perdido. Mas aí percebi que a falta de habilidade com rodinhas não me abandonara: enrosquei o andador em uma chinela e tropecei na cadeira, ficando estatelada no chão enquanto aguardava que alguém viesse me socorrer.

Com o passar dos dias, fui aprendendo a manobrar as ferramentas que eu não sei por quanto tempo farão parte da minha vida. Tenho tentado olhar para essa fase como fonte de aprendizado. Descobri que fisioterapia é um cuidado e tanto. Me tornei uma dedicada paciente de reabilitação e percebi a importância de falar sobre isso com outros pacientes.

Pensar na hipótese da dependência, de ter que usar cadeira de rodas, de não andar causa um pavor enorme. Mas, se um dia precisar, não abra mão de acessórios que possam te ajudar a viver melhor. Eu, que tenho dedicado parte da vida a cuidar de pessoas doentes, ainda que não fisicamente, também estou abrindo espaço para aceitar cuidados. A necessidade que sempre tive de ser independente hoje aceita com gratidão cada movimento de amor que oferecem para facilitar a minha vida e da minha mãe. Sei que é pesado para ela, e grande parte do meu esforço é para poupá-la de tantas tarefas. Sei que está cansada. E ainda dói pensar que eu é que deveria estar me preparando para cuidar da dependência dela, e não ela da minha aos 40. Mas as coisas são como são. Apenas acontecem. Entre parar na lamentação e seguir, prefiro deixar você pensando na incompatibilidade que é andador versus marcha lenta versus urgência intestinal. É um feito olímpico. E com essa cena na cabeça, espero que você jamais se sente em um vaso novamente sem ser grato pela privacidade e dignidade do momento.

E o que desejo é que você sempre tenha alguém para segurar o copo descartável para você se um dia precisar.

Só um minutinho...

DIA DESSES ABRI uma caixinha de perguntas nos stories do meu Instagram e entre dúvidas, curiosidades e carinhos, uma chamou minha atenção:

"Se você tivesse 1 minuto com Deus, o que perguntaria a Ele?"

Não respondi naquele momento, mas me inquietou...

O que eu diria?

Perguntaria?

Pediria?

Questionaria?

Revendo fotos e histórias que amo, deparei com minha aventura em busca da cachoeira do Segredo na Chapada dos Veadeiros, um item da minha *bucket list* e para mim um grande desafio físico. Quando me vi diante dela, da força, da beleza e da perfeição daquela cachoeira, fui invadida por um dos sentimentos mais intensos da minha vida... As lágrimas rolaram e a certeza foi uma só: tudo isso é Deus!

Então respondo: eu não diria nada, apenas mergulharia no silêncio do amor total.

As melhores conversas nem sempre precisam de palavras.

Basta sentir.

Sonho lúcido

MINHAS NOITES SÃO sempre produtivas. Não sei como é esse processo maluco, mas meu bloquinho de anotações do celular é repleto de frases e textos que só vejo no dia seguinte. Muitas vezes nem lembro que escrevi, mas o contexto sempre se torna fonte de algo que acabo criando posteriormente. Certa madrugada escrevi: "E se morrer for acordar?"

Acho que as pessoas têm muita curiosidade de saber o que pensa uma pessoa diante dos estreitos da finitude. O que ela acha que vem depois? Será que fica tentando adivinhar quanto tempo ainda tem? Será que pensa no processo?

Óbvio que penso e já fiz muitas reflexões sobre isso; é algo que sempre me trouxe inquietação, desde nova. A busca por sentido sempre guiou minhas reflexões. Eu não pensava exatamente na morte até abrir o diagnóstico, que é como uma expansão de consciência. Depois dele, já não dava mais para eu fingir imortalidade.

"Acho que morrer é acordar."

Quando a gente está sonhando não questiona aquela realidade. E essa metáfora surgida na madrugada encontrou um lugar dentro de mim. Hoje estamos vivendo essa existência em que tudo acaba, tudo se dissolve. Tudo o que é orgânico, tudo o que é matéria um dia vai acabar como acontece nos sonhos. Mas quando estamos sonhando, temos a certeza de que é real.

E os sonhos passam rápido, como a vida. Me aprofundando

nessa questão do sonho, percebi que, quando sonhamos alguma coisa boa, reproduzimos a história. Temos prazer em contar para todos e acordamos com aquele gostinho de "queria continuar sonhando". Já quando o sonho é ruim a gente chama de pesadelo e, em vez de esquecer, fica preso nisso pensando: "O que será que esse pesadelo está querendo dizer?"

Em que isso se diferencia da vida que a gente leva? Quando esse sonho que chamamos realidade está bom, não queremos acordar e até forçamos aquela fechada de olhos matinal pra seguir no sonho perfeito, ainda que já tenhamos percebido que era apenas isto: um sonho. Os mais espertos logo esquecem os pesadelos. Outros remoem durante a vida inteira um sonho ruim. Parece mais fácil lembrar, sentir e reviver os pesadelos do que lembrar das coisas boas.

Tantas e tantas vezes acordei assustada imaginando estar caindo num abismo ou não conseguir fugir de um perigo. Aquela agonia seguida pelo alívio de abrir os olhos e, ainda confusa, entender que era só a minha mente. Quantas vezes me vi diante de um sofrimento e me atraquei a ele em vez de correr e abrir os olhos? Tem gente que precisa viver constantemente conectado ao pesadelo, ou não sobra nada.

Tenho optado pelo sonho lúcido, que é descrito como uma fase do sono em que você é capaz de ter consciência para mover as peças do tabuleiro da criação. Com isso, coloca uma ponte no abismo e o atravessa com segurança, porque sabe que é só um sonho, sabe que vai acabar. Há ainda quem veja profecias e mensagens secretas. De alguma forma estamos sempre tentando controlar ou antecipar o que vem a seguir.

Sonho é uma ótima metáfora da vida. Este sonho que vivo é repleto de histórias que tenho prazer em contar. E quando me vejo caindo no abismo, lembro que é só um sonho e que posso construir uma ponte para vencer o medo do desconhecido, afinal o sonho é meu, se eu quiser, crio asas. Que tipo de sonho você quer contar no fim da sua vida? Será que não passou tempo demais remoendo pesadelos? Se morrer for acordar para outra realidade, o que você vai contar desse sonho que tem vivido aqui?

Quero contar que vi minha sobrinha Luanna saindo do ventre da minha irmã e testemunhei o balé da vida do ar preenchendo os pulmões dela. Contaria sobre o dia em que nevou na Times Square exatamente quando o relógio bateu meia-noite do meu aniversário. Foi mágico dançar na neve. Contaria da menina colorida que desejou estar comigo em seu último dia de sonho e também da amiga Renata que, morrendo, me ensinou a viver. Contaria da minha mãe sobrenatural, com suas asas que me ajudam a voar quando tudo é abismo. Contaria do hot dog na porta da balada e de quão divertido é viver.

Diria também que os pesadelos foram difíceis, mas aprendi a interpretá-los e deixá-los ir. Preferi seguir no sonho lúcido chamado vida, sem perder tempo abraçada em pesadelos. Quando esse sonho acabar, quero poder acordar em paz, me espreguiçar e dizer: "Tive um sonho lindo."

Se morrer for acordar, que sonho você vai contar?

Sobre a vida

"SOBREVIDA DE ALGUNS ANOS", disseram. Eis minha SOBRE VIDA nesses 12 anos após o diagnóstico:

- ✓ Conheci 20 cidades pelo mundo.
- ✓ Vi quatro sobrinhos nascerem.
- ✓ Vi meu irmão casar.
- ✓ Estive com minha família e meus amigos.
- ✓ Ajudei a transformar o tabu do "paliativo" em adjetivo para quem quer ser bem cuidado(a) nessa vida.
- ✓ Escrevi três manuais sobre câncer de mama "de paciente pra paciente".
- ✓ Publiquei três livros.
- ✓ Fiz cursos, e neles aprendi sobre cuidados paliativos, capelania, voluntariado, ervas, cristais, filosofia, mandalas, artesanato, decoração, xamanismo, comunicação, oráculos, SoundHealing e até pinceladas de física quântica.
- ✓ Cocriei e coordeno um espaço de suporte a pacientes com doenças graves, a Casa Paliativa.

- ✓ Dei dezenas e dezenas de aulas para ligas de medicina, empresas, ONGs, clínicas, profissionais, sociedade, pacientes.
- ✓ Me aperfeiçoei no quadrinho de quatro (entendedores entenderão).
- ✓ Fui para baladas bagaceiras e também para retiros espirituais.
- ✓ Me apaixonei, desapaixonei e apaixonei de novo.
- ✓ Comi umas coisas bem gostosas.
- ✓ Virei a louca das trilhas e cachoeiras.
- ✓ Construí a casa dos sonhos em São Francisco Xavier.
- ✓ Gargalhei e chorei ao lado de pessoas surreais que conheci após o diagnóstico.
- ✓ Me abri para o autoconhecimento.
- ✓ Li dezenas de livros.
- ✓ Dancei e cantei alto.
- ✓ Fiz mestrado em metamorfose: cabelo cai, cresce, cai, cresce...
- ✓ Me editei meditando.
- ✓ Conheci Sagrados e Religiões.
- ✓ Questionei...
- ✓ Aprendi.
- ✓ Mergulhei.

- ✓ Me entreguei.
- ✓ Amei.
- ✓ Me libertei do medo das validações.
- ✓ Me pus à disposição de realizar trabalhos que contribuam com a humanidade.
- ✓ Estive presente na alegria e na tristeza.
- ✓ Estive inteira.

Não paralise esperando ter alguma garantia.
O futuro pertence a quem caminha...

Café com Viktor Frankl

TALVEZ VOCÊ NÃO FAÇA a menor ideia de quem foi Viktor Frankl e, para ser sincera, até entrar nesse universo dos cuidados paliativos eu também não conhecia. Uma pena, teria aprendido muito. O fato é que meus livros, textos e minha história passaram a fazer parte das conversas entre psicólogos, principalmente aqueles que seguem a linha da logoterapia. Fiquei curiosa e fui pesquisar.

Viktor Frankl nasceu em Viena em 1905, em uma família judaica ultrarreligiosa. Formou-se em medicina e se especializou em Neurologia e Psiquiatria. Durante a Segunda Guerra, Viktor esteve preso entre 1942 e 1945 em Auschwitz, tendo sido libertado apenas no fim do conflito. Enquanto vivia os horrores cotidianos do campo de concentração, ele cultivou um propósito dentro de si, e depois passou a incentivar quem estivesse ao seu redor a fazer o mesmo. Esse propósito podia ser a perspectiva de reencontro com uma pessoa amada, com uma ideia, com um trabalho, com um gosto estético, em suma, com algo que trouxesse sentido à vida e o ajudasse a transpor aqueles dias de terror.

E foi a partir dessa inquietação que surgiu a nova forma de terapia, a logoterapia, uma corrente psicofilosófica que tem como objetivo a busca pelo sentido da vida.

Ao unir a psicologia à filosofia, Viktor afirmou que o ser humano é guiado pela busca do significado de sua existência, fundando a logoterapia. Observando prisioneiros nos campos de concentração, ele constatou que aqueles que não tinham perspectivas de sobreviver ou rever a família cediam ao sofrimento. Os confiantes e esperançosos suportavam os tormentos a que eram submetidos.

Em 1946 lançou o livro *Em busca de sentido*, no qual descreve como chegou aos fundamentos da logoterapia a partir dos três anos que passou como prisioneiro. Leitura obrigatória nesta vida. Dia desses uma terapeuta me disse que seria incrível um papo entre mim e ele. Também fiquei curiosa, uma vez que seus livros são tão provocativos. Infelizmente, Frankl faleceu em 1997, mas ficamos pensando em um jeito de viabilizar essa conversa. Propus que algumas psicólogas assumissem o papel de Viktor com base em seus livros e fizessem perguntas para que eu pudesse responder. Que esse cafezinho te inspire.

"Tudo pode ser tirado de uma pessoa, exceto uma coisa: a liberdade de escolher sua atitude em qualquer circunstância da vida." Que escolhas nortearam e norteiam sua vida?

Tento constantemente não me tornar prisioneira da minha mente. Porque está tudo lá. A vida é um exercício constante de criação. Sou livre para olhar para a necessidade de um exame doloroso e apenas sofrer. Ou posso escolher compreender que, embora difícil, é necessário, e daqui a pouco terá terminado. Escolhi não viver medos e realidades que a minha mente cria. Viajar por mundos de hipóteses é uma cilada e tanto. O que norteia minha vida é olhar o cenário da forma como ele se apresenta e escolher com lucidez como vou lidar com a realidade a partir disso.

"Uma das principais características da existência humana está na capacidade de se elevar acima das condições biológicas, psicológicas e sociológicas, de crescer para além delas." Para onde sua biografia está levando você?

Talvez eu não pense em me elevar acima de tais condições

porque são todas inerentes ao ser humano. Eu construo uma biografia na qual possa *vivenciar* todas as condições, seja na escassez, seja na abundância. Sentir a dualidade me ajuda a compreender a mente e o todo que nos cerca. Assim, minha biografia tem sido escrita com base no imprevisível em todos esses aspectos biológicos, psicológicos... Cada condição é parte desse caminho biográfico que sigo trilhando.

"Se há um sentido em tudo na vida, então deve haver um sentido no sofrimento. O sofrimento é uma parte indelével da vida, mesmo que o destino seja a morte. Sem sofrimento e morte a vida humana não pode ser completa." O que o sofrimento te ensinou/ensina?

O sofrimento me ensina a contemplar a alegria. Conhecer a dualidade dos sentimentos da vida é um portal rico de compreensão sobre quem somos. O sofrimento existe e não é só meu. E cada pessoa chama de sofrimento aquilo que lhe é mais desafiador. Acredito que uma vida que não experimenta a dor jamais poderá sentir verdadeiramente a potência do existir.

O milagre das bucket lists

JÁ ME VI LIVRE E DESTEMIDA apreciando a paisagem enquanto enfrentava um desfiladeiro. Ando constantemente por caminhos repletos de obstáculos que vou driblando da melhor forma que posso. Mas ele está afunilando aos poucos e fica cada vez mais difícil percorrê-lo. As pedras escorregam, o corpo vai manifestando seu cansaço.

Quero que você saiba que grande parte deste livro foi escrito em quartos e UTIs de hospitais. Às vezes com as mãos trêmulas, desconfortável, mas decidida. Escrevia nem que fosse uma tecla por vez. Vivo um momento complexo de decisões em que os tratamentos oncológicos podem trazer mais custo do que benefício. Não consigo andar e fiquei totalmente dependente. As chances de reabilitação são pequenas, mas tenho me esforçado para ter qualidade de vida. É o que chamam de cuidados paliativos exclusivos, um suporte maior para evitar dor e trazer conforto – um pé na lucidez e outro na esperança. Sim, um quadro grave, que não significa, porém, que eu vá cair dura aqui sem digitar a próxima frase.

É como estou agora, enquanto termino este livro.

Desta vez, porém, a história se desenrola de um jeito diferente daquele que narrei no começo do livro. Já mandei o aviso: quer me homenagear, faça enquanto posso ler ou receber. Tenho recebido tanto amor, gratidão e surpresas que fico tentando entender por que as pessoas guardam seu melhor para depois que o outro parte. Fui até manchete de jornal:

Homenagens em vida, uma onda de amor.

Talvez eu nunca tenha efetivamente conversado com a morte, embora a considere grande conselheira.

Parti para minhas listas e percebi que existiam, sim, pontas soltas em minhas relações. Passei a observar meu comportamento e vejo minha família muito mais unida e afetuosa. Sempre foi um sonho.

Minha mãe é minha guardiã neste planeta. Não há limites para o tanto de cuidado que ela tem comigo, com meu pai, meus irmãos e suas netas. Observo e nem sei de onde vem tanta energia. Em alguns momentos sinto culpa. Queria que ela estivesse viajando, curtindo a vida, fazendo aula de dança. Mas não. A escolha dela é cuidar. Vendo minha mãe rindo da nossa inabilidade com a cadeira de rodas do hospital e, na sequência, chorando depois de me ver com crises de vômito, tive um vislumbre de seu amor. E sei que ela estará comigo com o mesmo olhar de quem me reconhece até o final.

O agravamento do meu estado justificava de fato uma revisita às diretivas. Li para ela, expliquei o que cada coisa significava e minha mãe ouviu atenta com lágrimas nos olhos, mas firme. Depois falou:

– Já que estamos nesse assunto, que roupa quer usar?

Nem imagino o tamanho da dor que cabe nessa pergunta.

Respondi e ficamos em silêncio. De alguma forma senti alívio por pensar que estava tudo dito. Uma única vez. Olhos nos olhos.

Não se trata de coragem, mas de amor. O suficiente para ela saber que talvez eu vá descobrir sobre o grande mistério mais cedo que ela, mas com a paz de saber que fez o que esteve ao seu alcance. Vai seguir cuidando. É a natureza dela.

***

Sempre me perguntam o que eu acho que vem depois da morte, respondo:

– Olha, não deve ser ruim porque senão alguém já teria cavado um túnel pra voltar...

Em uma de suas palestras, a filósofa Lúcia Helena Galvão mencionou que as pessoas têm medo da morte porque vão perder a consciência de quem são. "Ora, não têm consciência nem de quem são agora, vivas", disse.

Bem, eu acredito em alma, nessa energia que nos movimenta, por isso invisto tanto em nutrir a minha com as experiências que o corpo que habito lhe oferece. E já provamos de tudo: medo, solidão, desespero, alegrias, cansaço, prazeres, arrepios, belezas... e quando tudo isso se dissolve, resta o que a alma sentiu. Nutrir minha alma e aproveitar esse corpo tem sido minha forma de cuidar de mim. Não cabe nem o câncer na equação, porque ele é apenas parte do meu corpo. Minha alma permanece se curando para seguir leve quando chegar a hora da jornada misteriosa que nos aguarda a todos.

Lendo sobre como é o pós-morte em várias culturas, me ocorreu que deveria haver um catálogo para escolher: céu, limbo, inferno, reencarnação, julgamento, roda de Samsara ou simplesmente "nada". Penso que, uma vez liberta do corpo, a energia se integra ao invisível que tudo conecta e, em vez de ver, ouvir, sentir, cheirar, apenas passamos a ser parte da totalidade. Isso deve ser a maior potência de amor que buscamos sentir durante a vida toda. Vivi uma experiência meditativa xamânica cujo propósito era "se libertar dos sentidos", e foi como se meu corpo se desintegrasse em formas geométricas enquanto eu me livrava da bagagem pesada que restava. De repente eu era parte de tudo, ouvia a sinfonia do Universo e via uma luz clara, enorme. Perguntei mentalmente se esse então era Deus e no mesmo momento senti: *Enquanto precisar dar um nome, é porque a pessoa não entendeu ainda.* Lembro de compreender que existe uma teia que entrelaça nossas consciências. Voltei com a certeza de que precisamos cuidar uns dos outros porque, no final das contas, retornaremos à mesma unidade.

Mas sei lá, né, se eu cair em outro departamento, aí vejo o que fazer. Se der pra escolher voltar, até volto, mas acho que vou ser bem criteriosa na hora de escolher o tal do destino. Se for pra trabalhar de anjo da guarda eu até topo, deve ser uma aventura. Tenho dúvida sobre a vaga da Santa dos Paliativos (com todo o respeito) porque estabelecerei regras muito conflituosas como: não tô à venda, não tô precisando de vela, não aceito barganha. Só vou ajudar se você fizer seu papel neste mundo, que é viver e deixar rastros de humanidade por onde passar. Ficar rezando, prometendo, pedindo enquanto vira as costas para dores alheias não é algo que eu aprecie.

O que me importa mesmo nesta narrativa é pensar na vida porque esta tem prazo de validade, enquanto a outra margem promete eternidade. Uma amiga certa vez me disse:

– Essa paisagem, essa sensação... ficaria aqui para sempre!

– Aí você ficaria entediada rapidamente e esse "para sempre" seria um inferno – respondi.

Ela ficou meio bugada. Pensou um pouco e disse:

– Você tem razão, amiga, temos é que experimentar e contemplar tudo isso.

Vivendo nesse caminho estreito, aprendi rápido que todo momento pode pertencer ao infinito. Os desafios me fizeram mais atenta e presente. Existe muita beleza neste mundo e eu cultivo diariamente toda gentileza, beleza, sabor que essa vida orgânica oferece. E assim preencho minha alma de eternidade. Se eu puder dizer mais umas palavras, ó: mantenha o ânimo, os propósitos, as relações. Esvazie a bagagem. A vida pode ser mais leve quando reconhecemos que somos nosso próprio carrasco.

Eu sigo por aqui, enquanto eu respirar, entre dores, quedas e milagres. Caminhando entre a lucidez e a esperança enquanto degusto cada segundo desse tempo chamado vida, finito, imprevisível e misteriosamente lindo...

E como posso ajudar, afinal?

Para pacientes, familiares e amigos

NEM CONSIGO TER NOÇÃO da quantidade de mensagens e e-mails que recebo de pessoas que deparam com o diagnóstico de amigos e familiares. É sempre um momento complicado dar e receber essa notícia. Se o paciente tiver sorte, não vai ficar ouvindo a ladainha chata do "vai passar", "já deu certo", "tem muita chance de cura", "se apega na fé".

Logo depois do "estou com câncer", vem um breve silêncio. Leva alguns segundos para saber como responder a isso. O ímpeto é partir para as frases prontas, da mesma forma que muitas pessoas perguntam se a outra "está bem" esperando que ela diga "sim" no automático e não seja preciso prolongar o papo.

O ser humano é estranho.

Uma das primeiras coisas que ouvi foi "já deu certo". Pensei em seguida: *Então nem vou tratar, né?* Já senti raiva disso, da dificuldade das pessoas em apenas ouvir, processar, olhar nos olhos e dizer a frase mágica: "Estou aqui pra te ouvir."

Tratamentos de câncer, mesmo aqueles com terapias-alvo que provocam menos efeitos colaterais, causam sofrimento. O fato de ter uma doença grave, rara, neurodegenerativa, causa sofrimento; por mais que a pessoa esteja física e clinicamente bem, a dimensão emocional convive com o medo, a insegurança, a raiva. Para muitos é o encontro com o grande mistério da mortalidade. É uma notícia difícil de receber, mais difícil ainda de compartilhar.

Uma paciente do interior de São Paulo contou para os amigos próximos o que estava acontecendo, que faria químio, ia cair o cabelo e tudo o mais. Eles se reuniram em segredo e proporcionaram a ela a "festa da cura" com raspada coletiva. A mulher chorou, se emocionou, mas quando eu perguntei a real ela me disse:

– Vou ficar careca por falta de opção. Não sei se me sinto homenageada, se a pessoa quer ser solidária, descolada, aparecer no vídeo. Meu cabelo nem caiu ainda. Sorri, agradeci o bolo, o empenho, a coragem e fui para meu quarto chorar. Ali entendi que eu estava doente de verdade e ninguém estava olhando para isso.

Na ânsia de ajudar, os amigos e familiares podem correr o risco de ir para o extremo da positividade em que o paciente não pode se abater, deprimir, desanimar. Ainda vem com o combo alimentação perfeita e treino diário. Se não "dá uma caminhadinha", pronto. Agora só quer ficar na cama. Tá se entregando para a doença.

Cansa. Cansa mesmo. Cansa muito!

A reação da minha mãe foi dizer que se precisasse ela raspava a cabeça junto.

– Oxi, para quê? Vai mudar nada, deixa de besteira.

Eu não queria que ninguém precisasse fazer sacrifícios em minha homenagem.

Deixe claro esse tipo de necessidade. Existem várias formas de tornar a questão capilar menos triste ou traumática para o paciente, familiares e crianças.

Não tenho intenção de fazer um manual de boas práticas. Mas achei que deveria compartilhar alguns depoimentos reais sobre o que pacientes e familiares acabam não falando: o que esperam, sentem, não gostam. Espero que isso ajude a alinhar de uma maneira mais efetiva essa comunicação e as expectativas.

"Acho que é mais sobre demonstrar do que falar. E esse demonstrar é bem pessoal, vai depender da necessidade de cada um naquele momento." (F. V.)

"Eu gostaria muito de ajudas simples, sabe? Por exemplo, que no dia da quimio alguém além do meu marido me trouxesse o almoço, limpasse a casa, coisas desse tipo, não adianta só ficar falando que está do lado e literalmente só ficar ao lado." (L. M.)

"Acredito que não haja uma receita. Esperamos atitudes diferentes dado o grau de proximidade que temos com a pessoa. Por exemplo: de meus amigos espero uma ligação para falar sobre nada e rir. De minha família espero cuidado." (M. S.)

"Acho que nem precisa falar nada, vem em casa tomar um café... almoçar. Me pega em casa, me leva em um lugar bacana. Vamos passar um tempo juntos." (A. G.)

"Eu sou filha e acompanhante. As pessoas ficam falando que eu sou forte, e eu particularmente odeio isso! Elas dizem: Se fosse com minha mãe eu não aguentaria. Elas não fazem ideia de quanto ser forte não é uma escolha. Também somos vulneráveis, afinal nosso ente querido está sofrendo e nós também! Não somos fortes, somos humanos e ponto. Precisamos de aconchego e colo!" (L. S.)

"Eu gostaria que, em vez de simplesmente oferecerem 'palavras' ou se sentirem na obrigação de dizer algo positivo, as pessoas oferecessem escuta se quisermos falar. As vezes queremos ape-

nas desabafar, não queremos ouvir os clássicos 'tenha fé' ou 'vai ficar tudo bem'. Podem simplesmente falar que a vida é uma merda, mesmo. Na maioria das vezes não quero conversar sobre doença, então tratar a gente de um jeito normal e conversar sobre coisas aleatórias é bem-vindo." (I. S.)

De maneira geral, pacientes e familiares esperam iniciativa de quem deseja ajudar de alguma forma. Eu não gosto que me perguntem "como posso te ajudar" porque é como se a responsabilidade de apoio precisasse ser quase uma relação de subserviência e a pessoa tivesse que fazer algo por mim.

Prefiro a observação.

Minha amiga Pâmela se tornou uma especialista nisso. Não pergunta; ela vê que determinada atitude pode me ajudar e faz. Dia desses apareceu com uma cestinha para organizar meus cremes porque estavam bagunçados. Leu meus pensamentos. Um olhar atento é melhor do que delegar ao paciente a responsabilidade de dizer o tempo todo se precisa de algo, como se o mundo estivesse à sua disposição.

Assim como ouvi nos demais depoimentos, prefiro que tomem a iniciativa de me ajudar e deixo a porta aberta. Mas sei que ninguém tem bola de cristal para adivinhar como me ajudar, então em alguns casos fica mais fácil expressar sua necessidade. E no final você vai ver como é lindo quando você diz: "Me leva na químio?", e a pessoa responde: "Claro, vou adorar sua companhia." Sendo claros e honestos, conseguimos ajudar quem quer nos ajudar.

Mas até que ponto você quer envolver os amigos?

Há casos em que simplesmente a pessoa não dá conta de conviver com esse tipo de vulnerabilidade. Faz mal para o paciente e para o amigo. Vale uma conversa franca. Dizem que amigos são a família que a gente escolhe. Assim, é difícil imaginar a vida sem a presença deles, nos bons e maus momentos. Mas o paciente precisa ter em mente que ninguém é obrigado a nada, muito menos a deixar de viver a própria vida para se dedicar a ele.

Também depende, claro, do nível de amizade. Pode ser que aquela sua melhor amiga abrace a causa como se realmente fosse uma irmã e chame para si algumas responsabilidades. Pode ser que ela prefira te dar espaço e apenas ajudar quando for solicitada. Seja como for, não tenha vergonha ou receio de acionar a galera. De maneira geral eles tentam respeitar o seu momento, mas estão loucos para se sentirem úteis de alguma forma. O legal é que a relação com os amigos é uma das mais leves. Se quiser falar sobre doença, eles falam. Se quiser ignorar, eles também ignoram. Eu sou do tipo que aviso logo:

– Não quero falar de câncer. Me contem fofocas, dramas, planos, viagens...

Tenho amigas que me "sequestram" para comer coisa gostosa por aí ou para viajar no esquema bate e volta em alguma cidade próxima. Também gosto quando me levam ao parque para me sentar na grama e ficar de bobeira. O seu estado físico e emocional vai definir o nível de aventura. Mas não se isole.

Certa vez fiz o acolhimento de uma menina jovem, câncer avançado de ovário. Vou chamá-la de Carol. Ela postava mensagens sempre agressivas. "Estou morrendo e nem adianta vir depois deixar homenagem no meu feed", escrevia. Para mim isso é um pedido de socorro de alguém que se sente só e clama por atenção. Ela batalhava também contra o "exército de ninguém", expressão que usava para "todo mundo que fica me olhando com cara de pena e cochichando pelos cantos em vez de falar na cara".

Quem é esse "todo mundo" tão cruel?

O câncer muitas vezes produz uma espécie de ganho secundário. Alguns pacientes recebem a atenção que nunca tiveram na vida e, nesses casos, é difícil tirar deles o sofrimento de que precisam para viver. Na verdade, nem precisa de câncer para isso. O tempo todo deparo com pessoas saudáveis que me contam as histórias mais absurdas de dor, abuso, assédio, e pergunto:

– Tá confortável ficar mergulhada no tanque de ácido?

– Ah, mas não é fácil, etc., etc., etc.

– Tá bom, mas a vida tá passando... Espero que encontre um jeito de sair disso ou viver em paz, se é que é possível.

Liguei para Carol pra entender o que estava passando.

– E aí, mana, o que tá acontecendo?

– Tive progressão, não aguento mais.

– Onde é sua progressão?

– Em linfonodos.

– Tá, a primeira notícia é que você não vai morrer por isso. Então manda a real aí...

– Ah, tô de saco cheio, quero sair pra balada, vou ao shopping e todos ficam olhando minha careca, não tenho vontade nem de sentar no banco da praça.

– As pessoas olham sua careca e podem estar pensando em quanto você é forte. E, na real, o problema é delas. Diz sobre essa pessoa, não sobre você. Que mais?

– Fico muito tempo na cama, no celular, virou só isso minha vida. Vomitar, passar mal e voltar pra cama.

– Quantos dias você fica mal por causa da químio?

– Cinco.

– E depois tem um intervalo de quanto tempo?

– Dezesseis dias.

– Meu Deus, você tem 16 dias com menos efeitos colaterais. Os dias bons passam, os ruins também. Quero foto sua passeando em algum lugar. Essa fadiga que você sente pode diminuir muito só com pequenas atitudes: dar uma volta, meditar, ir ao seu espaço sagrado, seja igreja ou não, passear com o cachorro, fazer minirreformas em casa. Atividade, Carol. Vida. Você está viva.

Mandou a foto dois dias depois, careca tomando sorvete no shopping.

Em muitos casos é preciso conversar de igual pra igual. Alguns pacientes esperam o mimo, a validação do sofrimento que parece maior do que é de fato. E muitas vezes estão apenas precisando chamar atenção. É uma linha tênue e perigosa, mas uma boa observação pode ajudar bastante a trazer o paciente de volta. Amigos que decidem ficar por perto são capazes de ajudar a ver o que está por trás de narrativas agressivas e desanimadas.

Não estranhe se alguns deles se afastarem ou sumirem mesmo. Pode acontecer. Mas, em geral, eles estão e estarão sempre aí, apenas esperando que você diga como pode ajudar. Amigos são ótimas companhias para essa caminhada cheia de bons e maus momentos. Não abra mão dos seus!

Familiares são um capítulo à parte. E a primeira frase que me vem à mente dita por pacientes é: "Não quero que eles sofram." E dita por um familiar: "Não quero que ela sofra." Pronto. Um muro na comunicação acaba de se erguer.

A maioria das pessoas tem uma ligação muito intensa com a família, e o diagnóstico de câncer causa imensa dor tanto a quem recebe como a quem nos acompanha no dia a dia. E pode acreditar, a impotência diante da situação é tão difícil para o paciente quanto para seus familiares. Eles não podem fazer nada para curar você nem ficar no seu lugar (sei que isso passa pela cabeça de muitos), mas podem ser peças fundamentais para que você mantenha a cabeça no lugar e encontre a força necessária para combater essa doença.

No entanto, para que haja essa troca, é fundamental que

exista leveza, conversa e sinceridade de ambas as partes. Nem a família pode colocar em você uma pressão para que esteja bem o tempo todo nem você pode cobrar que eles adivinhem todas as suas necessidades e o que passa pela sua cabeça. O bom e velho diálogo é a base para que esse amor de família crie um laço de cumplicidade e apoio mútuo que fará toda a diferença nessa jornada.

Claro que existem vários perfis de família e sempre ouço relatos de pacientes sobre familiares que mais atrapalham do que ajudam, o que, na maioria das vezes, ocorre por pura ignorância em relação à doença. Apesar de todo o avanço da medicina e do fácil acesso às informações, ainda existe um grande desconhecimento sobre o câncer. Ainda é uma palavra carregada de peso e, para muitos, sinônimo de morte. E daí vem aquela enxurrada de comentários que nos magoam: "Tão nova!", "Será que ela estará aqui ano que vem?", "Como vai ser deixar essas crianças sem mãe?!". Tem também aqueles que se afastam por "não saberem o que falar".

Se o paciente de câncer é você, que tal tentar uma conversa franca com cada um, explicando exatamente pelo que está passando e a forma como podem ajudar? Se é difícil para você falar sobre isso, experimente usar as mídias sociais, criar um blog ou mesmo postar de vez em quando aquela dica esperta a quem interessar. Só não pode se calar e ficar convivendo com mágoas e tristezas pelo afastamento ou pela ignorância das pessoas que você ama.

Outro erro muito comum entre pacientes é criar uma fachada de super-herói que está sempre feliz, sorrindo, sem dor e se sentindo bem o tempo todo para que os familiares não se preocupem. Esse erro costuma ser alimentado pela enorme pressão dos familiares para que o paciente seja esse herói, afinal "você está vivo, não pode reclamar". Na verdade, eles fazem isso por acharem que é o melhor. Acreditam que é uma forma de motivar você e impedir que se abata. Mas só nós sabemos quanto esse tipo de "motivação" atrapalha. No fundo, só queremos seguir em frente sendo apenas humanos que choram, que reclamam, que têm dias difíceis como qualquer outra pessoa. Tudo o que você sente é legítimo e compreensível, e é necessário que as pessoas ao seu lado entendam isso e não exijam que você seja uma pessoa sobrenatural (ainda que, para elas, seja bem mais fácil administrar a realidade imaginando que você tenha superpoderes).

Também tem o paciente que transforma a doença em um drama digno de Oscar para que a família o coloque no centro do universo. Tudo precisa ser por ele, para ele e com ele. E haja choro, drama e textos gigantescos no Facebook sobre quanto aquela pessoa é incrível, guerreira e precisa de atenção.

Se a carapuça serviu, acho que você deveria refletir sobre o que está despertando nas pessoas. Primeiro, você ainda tem muita vida pela frente e uma hora esse drama todo vai cansar e causar o efeito inverso. Por mais que compreendam sua situação, as pessoas se sentirão sugadas e ainda mais impotentes, pois, além de não poderem fazer nada para te curar, ainda sentem que não estão sendo boas o suficiente na missão de ajudar você a superar os dias difíceis. E, falando francamente, haja saco e paciência para aturar tanta manha, concorda? Você aguentaria? Ter câncer não te dá uma carteirinha de chata sem limites. É preciso dosar as emoções para não impor aos familiares e amigos uma carga ainda mais pesada, como se o seu bem-estar dependesse única e exclusivamente deles. Mais uma vez, a dica é seguir pelo caminho do meio sendo honesta em dividir seus sentimentos com aqueles que te amam, mas sem sugá-los.

Aqui vão outros comentários que ouço e o que posso dizer sobre eles.

"Não quero que meu companheiro/meus filhos/meus pais sofram!"

Geralmente, os "amores da vida" são os que mais nos acompanham nessa jornada, afinal são as pessoas a quem entregamos uma parte do nosso coração e dos nossos dias. Se você tem um companheiro ou uma companheira, o fato é que, quando decidimos compartilhar a vida com alguém que amamos, já vêm no pacote as alegrias e tristezas, saúde e doença. Quando não existe essa cumplicidade de vida, alguns parceiros ou parceiras às vezes pulam fora do barco, tornando tudo ainda mais difícil e doloroso. Caso você esteja passando por isso, quero apenas te lembrar o óbvio: você tem muito mais pelo que lutar agora, e não faz o menor sentido enfrentar esse tratamento ao lado de alguém que não está disponível para te amar e te ajudar. Hoje, você precisa de alguém que queira estar ao seu lado, que te traga bons sentimentos e motivações. Sei que é difícil, mas com o tempo você vai perceber que foi o melhor.

Quando há um sentimento real, a doença não é um obstáculo para o relacionamento e, na maioria dos casos, até cria um novo laço de afeto e cumplicidade entre o casal. Para que essa relação continue caminhando é importante que haja sempre muita sinceridade. Seu parceiro ou parceira precisa saber como você se sente, mas é importante também que você entenda como o outro se sente em relação a tudo isso.

Ser acompanhante não é uma tarefa fácil, e considero extremamente relevante que essa pessoa também tenha acompanhamento psicológico. Da noite para o dia o marido/a mulher do paciente oncológico ganha ares de herói ou heroína, aquele que faz tudo, que acompanha, que está ao lado. Imagina como é conviver com esse fardo? A sensação que temos é de que essa pessoa está agindo ao contrário do esperado quando na verdade é exatamente isso que quem está de verdade ao nosso lado deveria fazer.

Claro, é importante que cada atitude seja reconhecida por você e por todas as outras pessoas da convivência do casal, mas procure manter a leveza para que esse apoio seja sempre positivo.

Existe também aquele tipo de companheiro ou companheira que está ao lado, porém não consegue agir como personagem de filme que vira o mundo de cabeça para baixo para surpreender a amada nesse momento doloroso. Imagina a pressão que deve ser para ele ou ela ter um monte de gente com expectativas mirabolantes quando tudo o que essa pessoa quer é ficar ao seu lado como sempre esteve. Acredito que, para continuarem atravessando esse problema de mãos dadas, é necessário que haja respeito mútuo e muito diálogo não só em relação aos sentimentos e à doença em si, mas também uma compreensão sobre os caminhos que decidirão trilhar daqui pra frente.

"Não consigo falar a verdade para os meus filhos."

Filhos estão no centro da preocupação da maioria das mães com doenças graves, seja por não saberem como inserir as crianças nessa nova realidade, seja por medo de não os ver crescer.

No primeiro caso, minha sugestão é que, independentemente da idade, você não "esconda" o que está acontecendo, pois isso só trará ainda mais peso para você. Transformar o "dodói" em algo normal ou a careca em uma situação divertida afeta bem menos do que criar histórias fantasiosas para disfarçar cada exame, sintoma e efeito colateral.

Claro, mais uma vez destaco a questão do bom senso. Você não vai transformar seus filhos em sacos de pancada e aproveitar que eles sabem a verdade para desabafar assuntos que vão além da compreensão deles. Se seus filhos já forem adultos, entenda que eles precisam seguir com suas vidas; muitas vezes, é a forma que encontraram de dizer que está tudo bem e que confiam na sua recuperação.

Sobre o segundo questionamento, "não vou vê-los crescer", eu diria que você não sabe! Que tal, em vez de ocupar sua cabeça com previsões pessimistas, aproveitar que HOJE terá a oportunidade de curtir, amar, dar carinho e chamego para o filhão? Muitos pacientes se apegam a prazos e estatísticas, deixam a vida passar e aí, cinco anos depois, continuam vivinhos da silva e cheios de arrependimentos na linha "Poxa, deveria ter curtido mais meus filhos e... eles cresceram!". Pois é, estão crescendo enquanto você tenta adivinhar o futuro. Todos nós, saudáveis ou não, temos a certeza do hoje. Então, simplesmente desfrute da companhia dos amores da sua vida.

"A família adoece junto."
Mas isso pode ser fonte de cura.
Tenho certeza de que, se pudessem, os familiares que nos amam profundamente trocariam de lugar conosco para evitar que passemos pelo que estamos passando. Em muitos casos, até exageram na dose de cuidados e preocupação. Nessa relação é fundamental estabelecer limites para que eles não passem a viver sua vida e esqueçam da deles.

Claro que é absolutamente compreensível o sofrimento pelo qual eles passam quando é um filho que cai doente. Na ordem natural dos fatos, pais ficam velhos e adoecem, e não os filhos. Se coloque no lugar desses pais e verá que é compreensível o excesso de preocupação. Independentemente da idade desse filho, eles vão continuar achando que sabem o que é melhor para ele, por mais que já seja casado há 15 anos e more em outra cidade. Se você é o filho doente, compartilhe com seus pais as informações necessárias para que compreendam a extensão do seu caso, mas não permita que passem a viver em função da sua doença, pois isso só trará mais sofrimento a ambas as partes. Aqui mais uma vez impera a regra do diálogo franco e aberto.

Digo tudo isso com base em conversas e cursos que fiz ao longo do tempo sobre esse tema. Não tenho técnica, mas existem centenas de livros sobre escuta ativa e comunicação compassiva.

Experimente perguntar:

Como se sente hoje?

Quer conversar sobre isso?

Vamos passear?

Estou aqui para você. Não esqueça.

Te amo!

Espaços sagrados

TALVEZ ESSA OPINIÃO a seguir te surpreenda, ou não, mas eu diria que para um paciente é difícil ter que ouvir a frase "tenha mais fé". Terreno delicado. A religiosidade às vezes extrapola os limites do espaço sagrado do outro. Respeito as diferenças e sei que nossas crenças têm papel fundamental no direcionamento de virtudes e valores de muitas pessoas. Mas, ao acharem que seu propósito é levar "a palavra", como se só houvesse *uma*, talvez passem do ponto. É uma das maiores queixas de pacientes e até familiares. É como se, por não estar curada, eu estivesse devendo ou não sendo boa o suficiente. Compartilho com você alguns comentários que já ouvi de outros pacientes:

"O que mais me dá raiva é falarem que tenho câncer porque estou 'pagando' por algo que fiz. Como assim? Já ouvi isso de gente da família, inacreditável. Como se Deus estivesse me castigando com o câncer. Meu marido disse que estou assim por falta de fé." (S. G.)

"Para mim é sempre difícil ouvir as pessoas falando sobre cura e 'se Deus quiser' Ele vai me curar. Ficar explicando metástases e tratamento paliativo por horas e ainda assim a pessoa soltar o 'tenha fé que para Deus nada é impossível'." (B. C.)

Essas falas são recorrentes e quase automáticas, mas atingem cada pessoa de uma maneira muito particular. Entender mais sobre essa dimensão espiritual do sofrimento me levou a fazer pesquisas sobre Capelania, profissão pouco conhecida no Brasil, mas que compõe boas equipes de Cuidados Paliativos.

Antigamente essa função era realizada apenas por religiosos, o que acabava gerando conflitos. Hoje o capelão é o profissional de saúde responsável pelo cuidado espiritual do paciente. É quem acompanha e dá suporte ao paciente que está fazendo seu mergulho em busca de significado frente a um diagnóstico difícil e ao encontro de limites a sua vida.

O sofrimento espiritual é um dos aspectos mais profundos de um indivíduo doente e necessita de cuidado, presença, respeito e escuta compassiva por parte do capelão, para que a pessoa encontre as respostas para suas perguntas e seus conflitos mais difíceis.

> *"Estava internada no hospital e dormindo quando uma senhora evangélica entrou perguntando a religião das pessoas que estavam comigo. Eu era a única católica, e ela começou gritar e a falar que eu não era de Deus. Foi traumatizante." (T. N.)*

> *"Não gosto de pessoas que, achando que estão ajudando, puxam uma oração entre os presentes. É constrangedor. Acho desrespeitoso impor práticas religiosas, discursos religiosos, etc." (B. S.)*

Penso que em muitos casos quem toma atitudes como essas age movido pela impotência diante do sofrimento do outro. Mais fácil terceirizar a responsabilidade para uma divindade e contar que o paciente tenha qualidades suficientes para "merecer" a bondade divina. Como muitos que acompanham minha trajetória sabem, escolhi um caminho não religioso dogmático e lido bem com as tentativas de conversão, mas por anos isso foi um tormento. Se você compartilha das mesmas ideias da pessoa que está doente, é claro que esse assunto é importante. Se não, evite imposições. Claro, ninguém precisa virar capelão para dialogar sobre a espiritualidade de alguém que tem uma doença grave. Mas se sentir que o sofrimento da pessoa vem desse espaço mais profundo de "sentido da vida", envolvendo culpa e castigo, tenha ouvidos atentos e coração aberto. Busque o que há de sagrado nessa pessoa, para que ela se lembre dos motivos pelos quais faz sentido estar aqui.

Conheci uma paciente pela internet que vou chamar de Bia. Vinte e poucos anos e sorriso arrasador. Lidava com metástases cerebrais fazia alguns anos e a via surfando nas fotos do Instagram.

– Bia, o que é mais sagrado pra você? – perguntei.

– O mar... Por isso mudei de cidade. Pensei que, caso minha vida fosse abreviada, não quereria perder oportunidade nenhuma de entrar no mar. Quando estou surfando não existe câncer, quimioterapia, nada. Só sinto paz.

Nem sempre a espiritualidade está vinculada a religião. E pode ser de grande ajuda, em vez de tentar converter pessoas, apenas acolher o que é sagrado para elas.

Breves dicas de etiqueta para visitas

ANTES DE VISITAR um paciente que tem uma doença grave, informe-se se é o melhor momento. Se o horário do hospital é adequado ou se o paciente está em condições de receber visita em casa. Ainda que decida visitar apenas o familiar para oferecer o seu apoio, combine com antecedência. Ele está lá focado em cuidar de outra pessoa, e algumas situações, como banho, podem necessitar desse cuidador.

> *"Visitas sem intimidade correm o risco de serem sempre inconvenientes. Tem que ter astral bom, respeitar o seu desejo de receber ou não uma visita e não esperar que você vá para a cozinha fazer o cafezinho." (S. S.)*

Se tiver intimidade, ofereça ajuda para passar uma tarde ou dormir com o paciente. Alguns hospitais permitem a troca de acompanhante e eles agradecem o descanso.

Se a visita é mais liberada, seja breve. Leve seu carinho, seu amor, mas não fique plantado um dia inteiro, pois isso tira a privacidade do paciente. Muitas vezes ele pode estar desconfortável com gases, fralda, arrotos, sono, ou apenas não querer ser sociável.

> *"Não falar alto. Fazer visitas curtas, pois às vezes o paciente está cansado e irritado por causa do tratamento. Não fazer discursos motivacionais. Dar um forte abraço e deixar claro que*

veio fazer companhia porque sente saudades e se importa com você." (C. C.)

Não force conversões religiosas na beira do leito. A menos que o paciente tenha manifestado essa vontade.

Se for levar comida, certifique-se primeiro de que o paciente está comendo. Se a resposta for sim, informe-se sobre a dieta que está sendo utilizada no hospital. Imagina levar algo que ele ama, mas não pode comer. Só vai causar tristeza.

Não avisou, não foi convidado, não aparece faz tempo? Não chegue achando que vai resolver todos os problemas do mundo dando ordem e querendo falar com todos os médicos. Se tivesse interesse mesmo, já saberia de tudo antes. Respeite o espaço e opine apenas sobre o que for solicitado.

"Lembrei que uma determinada 'amiga' entrou no meu quarto no hospital e disse para meus familiares que sentia cheiro de flores, dando a entender que a morte estava próxima." (T. O.)

Evite conversas pesadas dentro do quarto. Receba as notícias, mas não caia em tentação de ficar remoendo lá com a pessoa ao lado. Isso faz com que ela se sinta mais doente do que está de fato. Mas, se ela quiser falar sobre a doença, abra espaço para escutar.

"Pra mim, a visita boa é aquela que vai lá para fazer meu dia melhor, que traz assunto do cotidiano, coisa simples, fofoca, que fala da novela, essas coisas..." (D. L.)

Pessoas que estão doentes ou morrendo estão vivas. Olhe-as, reconheça-as, demonstre o que sente. Ir visitar e ficar lá paradão com aquele olhar fúnebre é horroroso. O que a gente precisa mesmo é sentir que continua sendo a mesma pessoa, com os mesmos papos. A doença não pode ser a protagonista em nenhuma relação.

E não esqueça da homenagem em vida. Ela pode transformar esse momento triste em memórias infinitas.

A parte que cabe aos jornalistas

SOU JORNALISTA, ENTÃO me sinto aqui no meu lugar de fala.

Não quero encerrar este livro sem mencionar o quanto parte da imprensa, que deveria ter como missão informar seu público, ainda trata o câncer de maneira leviana. Às vezes é com informação incompleta ou errada, como publicar manchetes sobre estudos em fase 1 que "curaram determinado câncer". Isso causa uma confusão danada porque cria uma expectativa enorme no paciente, que chega a fazer rifa e vaquinha (como se o acesso a drogas em fase experimental fosse apenas uma questão de dinheiro). Não preciso nem falar do tal do "perdeu a batalha contra o câncer". É como resumir uma vida da maneira mais simplória possível: não está vivo, logo, perdeu.

A notícia do dia é esta: quem venceu também vai morrer um dia.

A segunda notícia do dia é: se morrer é perder, estamos todos fadados ao fracasso.

Em parceria com o podcast Finitude e o Movimento inFINITO desenvolvemos uma cartilha de boas práticas para comunicar sobre doenças graves, morte e luto. É gratuita e está disponível no QR code abaixo.

https://materiais.infinito.etc.br/cartilha-imprensa

Final

E PARA QUEM GOSTA de listas, sugiro criar uma *bucket list*. Sempre funciona e é divertido.

A minha a cada dia ganha um capítulo, mas para exemplificar:

1. Fazer algo perigoso
2. Comer dobradinha da minha mãe
3. Dar uma festa épica
4. Fazer um ritual psicodélico

Agora é a sua vez: faça sua *bucket list* ou a de alguém que está precisando de um pouco de afeto.

1. _____

_____

2. _____

_____

3. _____

_____

4. _____

_____

5. _____

_____

6. _____

_____

7. _____

_____

8. _____

_____

9. _____

_____

10. _____

_____

11. _____

_____

12. _____

_____

13. _____
_____

14. _____
_____

15. _____
_____

16. _____
_____

17. _____
_____

18. _____
_____

19. _____
_____

20. _____
_____

Agradecimentos

NÃO SEI COMO estarei no momento em que você ler este livro. Se eu estiver por aqui, não deixe de me dizer lá no @paliativas o que achou. Espero ter ajudado. Se eu não estiver, tenha a certeza de que vivi a vida mais extraordinária que foi possível.

Quando comecei a escrever *Entre a lucidez e a esperança*, estava bem clinicamente e tranquila de que entregaria algo bom, sem pressa. Logo depois começaram as internações e o sonho do terceiro livro pareceu distante. Mas os dias foram passando dentro do hospital e a vontade de escrever retornou. Encontrei uma posição confortável e mandei ver, às vezes com tremor nas mãos e tudo o mais. Quero reforçar que pelo menos 60% dessas palavras foram escritas entre semi-UTIs e quartos em andares variados do Hospital Nove de Julho, em São Paulo. Impossível não agradecer a toda a equipe que tem me atendido com carinho e à Dra. Bruna Zucchetti, incansável na busca de soluções para que eu receba o melhor tratamento possível.

Agradeço ao meu povo lindo da Casa Paliativa, que me acolhe e me expande em compaixão. Cada vez que ajudamos alguém, ou que vejo vocês distribuindo afeto, meu coração vibra. É o que dá sentido a tudo que acredito. A Casa Paliativa não é minha, nem para mim, nem sobre mim. E de um jeito ou de outro precisa continuar porque tem sido uma fonte de cura que ainda será reconhecida pela ciência, já que a ajuda é nítida. A receita: pertencer, ser ouvido, poder falar honestamente.

Agradeço também a minha editora, Sibelle Pedral, pela delicadeza com que trata minha escrita, e à Sextante, que mais uma vez topou o desafio de falar do tabu do câncer do ponto de vista de uma paciente.

Em especial, agradeço à minha família de sangue e aos amigos que estão sempre dando um jeitinho de demonstrar que me amam em vida. "Segurar essa barra que é gostar de mim" dá trabalho, mas até que é divertido.

Todos os dias agradeço. Por estar aqui, por ter essa rede de apoio, por acreditar que vivo um milagre e por essa caminhada entre a lucidez e a esperança ter me trazido até aqui.

Até breve. Nesta ou em qualquer dimensão, dançando com o vento.

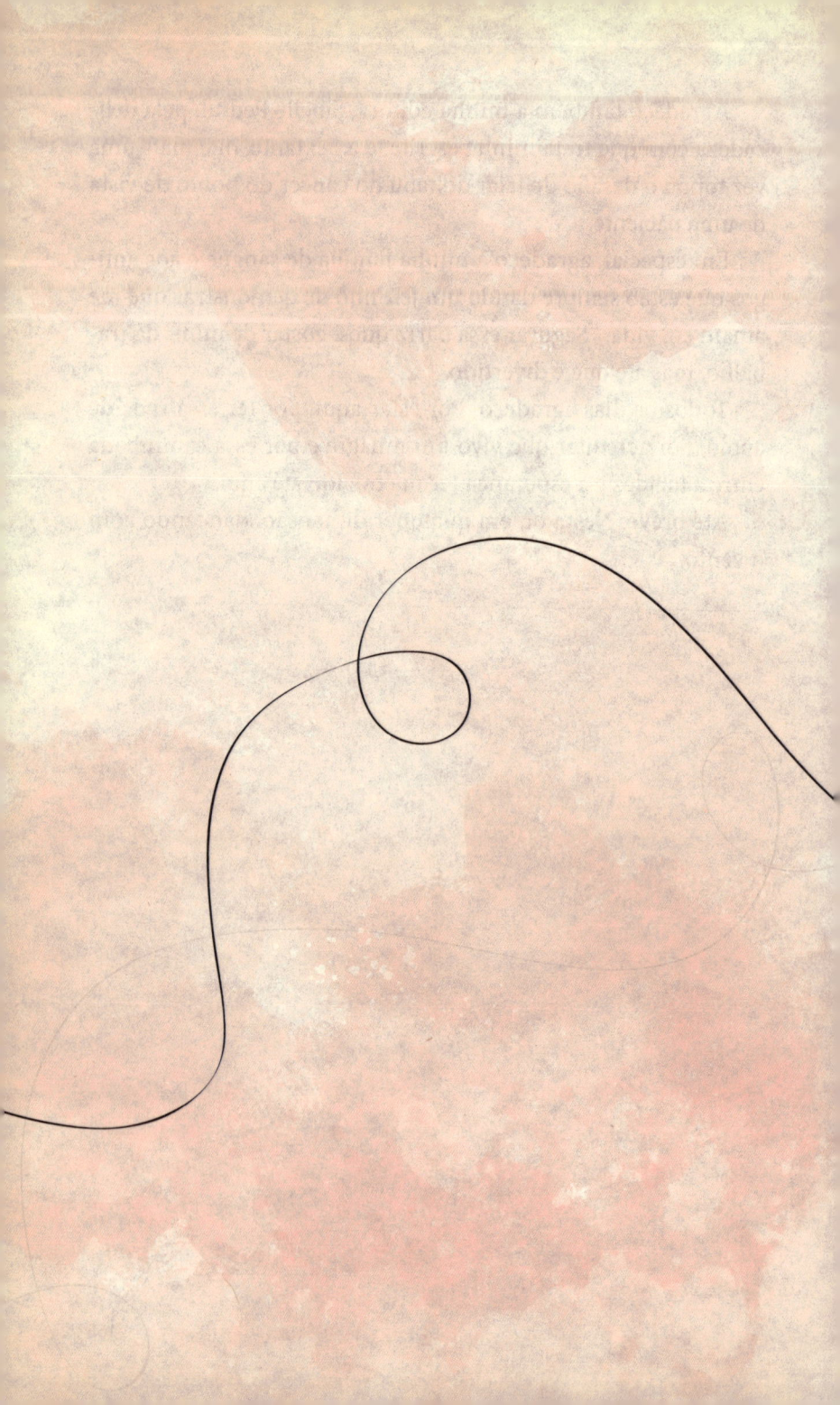

*A finitude nos lembra quanto a vida
é absolutamente imprevisível.*

A gente não sabe é de nada.

As coisas apenas acontecem.

Posfácio

A MENSAGEM NO WHATSAPP piscou na tela do meu celular.

"Oiê, bom dia... ☼ Tudo bem por aqui e agenda livre. Se puder vir, hoje é um ótimo dia."

Na véspera, Ana Michelle e eu tínhamos combinado que, se tudo estivesse bem, passaríamos a manhã juntas para fazer os últimos ajustes no texto deste livro. Nossa reunião de trabalho aconteceria no Hospital Nove de Julho, no centro de São Paulo, onde ela estava internada fazia uma centena de dias – com uma breve saída para festejar o aniversário de 40 anos em casa, ao lado da família e dos amigos.

Entre a lucidez e a esperança foi escrito sob um senso de urgência agudo. Convivendo com o câncer desde os 28 anos, AnaMi tinha descoberto havia pouco uma piora da doença, que chegara ao cérebro. O tratamento, agressivo, afetou parte da mobilidade, deixou-a exausta e desencadeou um tremor nas mãos. Mesmo assim, em praticamente três meses ela escreveu este livro inteiro. Coube a mim editá-lo para a Sextante.

Na reta final do trabalho, como digitar estava difícil, acertamos que eu iria ao hospital e resolveríamos juntas as pendências.

O quarto 617-A não acomodava tristezas. No chão, balões com dizeres alegres em dourado. Na mesinha ao lado da cama, um pequeno dispositivo girava projetando cenários diversos no teto: um céu estrelado, cintilações esparsas, círculos que se desmanchavam e se juntavam de novo. Na estante, um pacote de suspiros pela metade.

Na cama, apoiada em travesseiros e sorrindo, estava Ana Michelle.

Eu soube depois, pela mãe, dona Alvenir, que ela havia acordado cedo para um banho longo e recusara a camisola de hospital: para nossa reunião, queria estar devidamente arrumada. Usava um vestido de malha colorido, combinando com o lenço na cabeça, e tinha se maquiado de leve. O rosto estava um pouco inchado por causa dos corticoides e ela recebia oxigênio por um tubo no nariz. A voz soava mais baixa. Exceto por esses detalhes, AnaMi estava inteira ali – inteira e decidida a terminar o livro. "Vai que é o último, né?", falou.

Abri meu computador sobre a mesinha de refeições e durante mais de duas horas trabalhamos, concentradas, só interrompendo a "reunião de trabalho" para conversas breves com as enfermeiras que apareciam para medições variadas. "Sua glicose está muito baixa", preocupou-se uma delas depois de furar o dedo de AnaMi. Dona Alvenir tirou do frigobar um pote de cerejas doces e frescas. Ofereceu suspiros. AnaMi aceitou tudo. "Não estou de dieta", brincou.

Li alguns trechos em voz alta, para ver se estavam do jeito que ela queria. Sugeri trocar palavras e completar ideias. Se o corpo estava debilitado, a mente estava afiada. As soluções para os dilemas de texto vinham rápidas, certeiras. AnaMi ia se empolgando. Sentiu calor, perguntou se tudo bem tirar o lenço – e tirou. No final, me perguntou:

– Acha que vai ser útil para alguém?

– Tenho certeza que vai – respondi.

E tenho mesmo. Este é um livro que pode ajudar muita gente a entender o câncer, fazer as pazes com o inevitável, viver com graça à sombra de uma doença ameaçadora. Falei tudo isso para ela. Sentada no sofá, nossa única testemunha, dona Alvenir, sorria e assentia.

Naquela manhã, tudo parecia brilhante como o sol lá fora. Me despedi de AnaMi com um beijo na careca, sem tirar minha máscara de proteção – a médica havia alertado que ela não podia pegar nada, nem um vírus banal qualquer. Na porta do quarto, abracei dona Alvenir. Estávamos cheias de esperança e falamos sobre isso. Uma enfermeira chegou com dois livros para AnaMi autografar. "Ela é uma celebridade aqui", disse a moça. Minha última visão foi AnaMi perguntando o nome das pessoas que seriam presenteadas, "para não escrever errado".

Saí do hospital convencida de que ela estaria presente no lançamento. Como estava bem!

No dia seguinte, uma quinta-feira, AnaMi me enviou pequenos ajustes, a dedicatória e os agradecimentos. Na sexta, depois de ver o livro diagramado, me escreveu de novo apontando uma frase incompleta. "Calma, não teve revisão ainda, só a nossa edição", escrevi de volta. "Tá bem, confio no seu coração", ela respondeu.

No sábado, 21 de janeiro de 2023, AnaMi parou de respirar.

O velório foi num cemitério sem lápides – um gramado bem cuidado, com montinhos de flores e pequenas placas. Muitos dos personagens de seus livros foram se despedir dela. AnaMi estava coberta de ramos de lavanda colhidos naquela mesma manhã pelo amigo Tom, que viera de São Francisco Xavier. Notei a maquiagem bonita e suave, feita pela Ionara, amiga de tantas baladas. "Foi a missão mais difícil da minha vida", Ionara me falou. Lá estava também a médica Ana Claudia Quintana Arantes, autora de *A morte é um dia que vale a pena viver*, amiga de Ana Michelle e parceira dela em tantos projetos envolvendo cuidados paliativos. Contei como tinha achado AnaMi bem em nosso último encontro. Ela havia empregado uma quantidade imensa de energia para deixar o livro do jeito que queria, até a última frase.

Naquele velório, ninguém chorava. Havia luto e uma espécie de saudade antecipada, mas, cada um do seu jeito, todos celebravam a vida que ela tinha vivido, os portais que abriu para uma nova compreensão do câncer e da impermanência, o tanto de gente que ela tinha ajudado pelo caminho.

Uma dessas pessoas era seu Jurandir, o pai da Renata, a grande amiga e primeira companheira de AnaMi na jornada do câncer, cuja história ela conta em seu primeiro livro, *Enquanto eu respirar*. Renata faleceu em 2018. Seu Jurandir conhece a dor do seu Samuel, o pai de Ana Michelle. Quando soube do agravamento da doença, ele ligou para seu Samuel e sugeriu que as duas fossem enterradas lado a lado na sepultura onde já estava Renata, para continuarem juntas pela eternidade. AnaMi foi consultada e aceitou.

Assim foi feito.

SIBELLE PEDRAL
São Paulo, fevereiro de 2023

CONHEÇA OUTROS LIVROS DA AUTORA

Enquanto eu respirar

Aos 32 anos, não foi fácil para a jornalista Ana Michelle Soares receber o diagnóstico de que seu câncer de mama tinha voltado e atingira outros órgãos. Não havia mais possibilidade de cura. O tratamento seria focado em controlar a doença e seus sintomas – e em lhe proporcionar a melhor vida até o fim.

Num relato visceral, marcado pelo humor ácido e por toda a coragem e urgência de quem não tem tempo a perder, AnaMi conta como o contato com a morte transformou para sempre sua maneira de enxergar as coisas.

Em busca da cura da alma, encontrou uma grande companheira de jornada – a Renata, que enfrentava algo muito parecido – e, nesse processo, descobriu a si mesma. Dessa parceria nasceu a conta @paliativas no Instagram, para provar que tratamento paliativo não é sobre morrer: é sobre viver.

É sobre ir à luta e viver apesar da doença. Inundar-se de gratidão a cada momento. Ressignificar a existência. Pois, para quem gosta de viver, nunca será tempo suficiente.

Vida inteira

Em 2011, aos 28 anos, a jornalista Ana Michelle Soares foi diagnosticada com um câncer de mama. Aos 32, a doença voltou e atingiu outros órgãos, sem possibilidade de cura. Entre tratamentos e remissões, ela passou a buscar o que realmente importa: o sentido de estar aqui.

À procura de respostas, AnaMi volta no tempo para resgatar histórias que forjaram seu caráter e fortaleceram sua coragem. Desdobra as etapas da descoberta e do tratamento do câncer com a combinação de humor ácido e olhar compassivo que é sua marca. Narra experiências com médicos e charlatães, místicos e picaretas. Aos poucos as respostas vão se revelando. Basta ter olhos para vê-las.

Nesta obra, AnaMi se rende à liberdade de descobrir que um diagnóstico não se resume ao que dita a biologia. Com mais paixão do que nunca, ela fala apenas de vida. A melhor vida possível, ao alcance de todos nós.

CONHEÇA OUTROS LIVROS DA EDITORA SEXTANTE

A morte é um dia que vale a pena viver
Ana Claudia Quintana Arantes

Em 2013, Ana Claudia Quintana Arantes deu uma palestra ao TED que rapidamente viralizou, ultrapassando a marca de 1,7 milhão de visualizações. A última fala do vídeo, "A morte é um dia que vale a pena viver", se tornou o título do livro que desde seu lançamento, em 2016, vem conquistando um público cada vez maior.

Uma das maiores referências sobre cuidados paliativos no Brasil, a autora aborda o tema da finitude sob um ângulo surpreendente. Segundo ela, o que deveria nos assustar não é a morte em si, mas a possibilidade de chegarmos ao fim da vida sem aproveitá-la, de não usarmos nosso tempo da maneira que gostaríamos.

Invertendo a perspectiva do senso comum, somos levados a repensar nossa própria existência e a oferecer às pessoas ao redor a oportunidade de viverem bem até o dia de sua partida. Em vez de medo e angústia, devemos aceitar nossa essência para que o fim seja apenas o término natural de uma caminhada.

Em *A morte é um dia que vale a pena viver*, Ana Claudia tem a coragem de lidar com um tema que é ainda um tabu. Em toda a sua vida profissional, a médica enfrentou dificuldades para ser compreendida, para convencer que o paciente merece atenção mesmo quando não há mais chances de cura. Após toda a luta, agora os cuidados paliativos têm status de política pública, recebendo do Estado a atenção que ela sempre sonhou.

Histórias lindas de morrer
Ana Claudia Quintana Arantes

Como médica paliativa, Ana Claudia Quintana Arantes cuida de pacientes terminais há mais de vinte anos, em contato íntimo com os momentos de maior vulnerabilidade do ser humano.

Uma das principais vozes na tentativa de quebrar o tabu sobre a morte no Brasil, ela nos traz uma coleção de emocionantes histórias reais colhidas em sua prática diária, em que a proximidade do fim nos revela em toda a nossa profundidade.

São pessoas de variadas idades, crenças e origens, que nos deixam de herança lições de vida. Você vai conhecer A.M. e R., que mostram, cada um à sua maneira, que a comunicação humana vai muito além do que imaginamos.

Vai se emocionar com M., que recebeu em vida o perdão incondicional pelos maus-tratos dispensados à filha. Vai torcer pelo morador de rua F. em sua tentativa de reencontrar a mãe para se despedir.

Ana Claudia exerce uma medicina que dá aos sentimentos e à história dos pacientes a mesma atenção que dedica aos sintomas e desconfortos físicos. Mas como será, no dia a dia, alcançar as camadas mais profundas das pessoas justo antes de elas partirem?

Com momentos tocantes, tensos e também divertidos, estas histórias nos relembram a importância das relações humanas e do respeito ao outro. O medo da morte é o medo do não vivido, mas nunca é tarde para se envolver com a própria história.

CONHEÇA OUTROS DESTAQUES DE NOSSO CATÁLOGO

ANA CLAUDIA QUINTANA ARANTES
Pra vida toda valer a pena viver

EDITH EVA EGER
A bailarina de Auschwitz
A liberdade é uma escolha

ELIE WIESEL
A noite

ELISABETH KÜBLER-ROSS
A roda da vida

KATHRYN MANNIX
Precisamos falar sobre a morte

MARTHA W. HICKMAN
A vida depois da perda

MEGAN DEVINE
Tudo bem não estar tudo bem

Para saber mais sobre os títulos e autores da Editora Sextante,
visite o nosso site e siga as nossas redes sociais.
Além de informações sobre os próximos lançamentos,
você terá acesso a conteúdos exclusivos
e poderá participar de promoções e sorteios.

sextante.com.br